DANIEL WEISS

TAPING

Selbsthilfe bei Muskelschmerzen und anderen Beschwerden

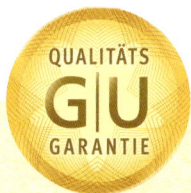

DIE GU-QUALITÄTSGARANTIE

Wir möchten Ihnen mit den Informationen und Anregungen in diesem Buch das Leben erleichtern und Sie inspirieren, Neues auszuprobieren. Bei jedem unserer Produkte achten wir auf Aktualität und stellen höchste Ansprüche an Inhalt, Optik und Ausstattung.
Alle Informationen werden von unseren Autoren und unserer Fachredaktion sorgfältig ausgewählt und mehrfach geprüft. Deshalb bieten wir Ihnen eine 100 %ige Qualitätsgarantie.

Darauf können Sie sich verlassen:
Wir legen Wert darauf, dass unsere Gesundheits- und Lebenshilfebücher ganzheitlichen Rat geben. Wir garantieren, dass:
• alle Übungen und Anleitungen in der Praxis geprüft und
• unsere Autoren echte Experten mit langjähriger Erfahrung sind.

Wir möchten für Sie immer besser werden:
Sollten wir mit diesem Buch Ihre Erwartungen nicht erfüllen, lassen Sie es uns bitte wissen! Nehmen Sie einfach Kontakt zu unserem Leserservice auf. Sie erhalten von uns kostenlos einen Ratgeber zum gleichen oder ähnlichen Thema. Die Kontaktdaten unseres Leserservice finden Sie am Ende dieses Buches.

GRÄFE UND UNZER VERLAG. *Der erste Ratgeberverlag – seit 1722.*

KGS

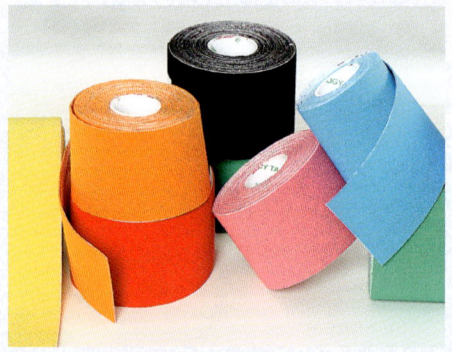

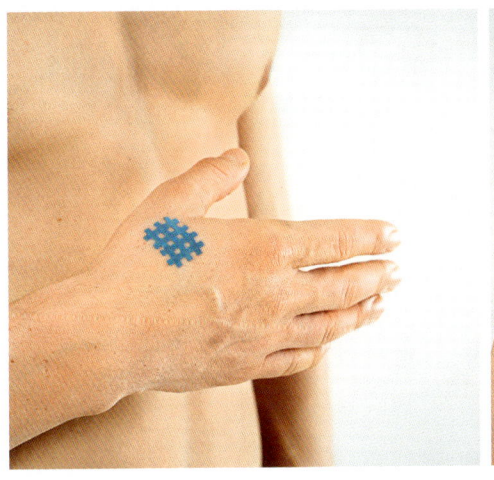
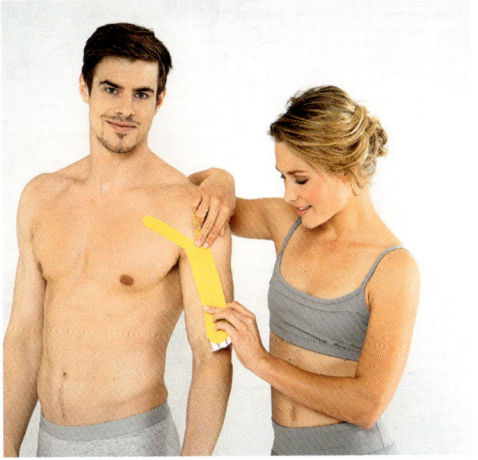

SERVICE

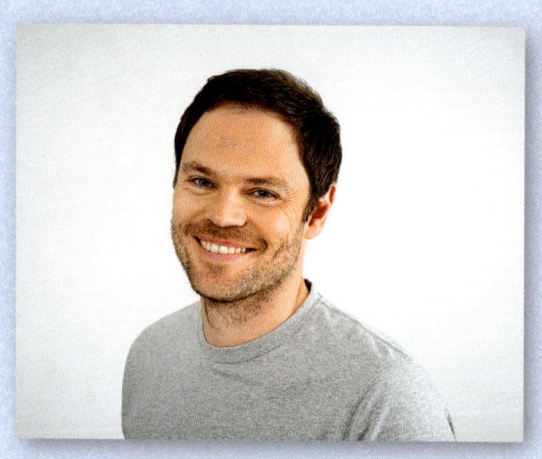

DANIEL WEISS
ist Osteopath und Heilpraktiker
in eigener Praxis.

»Alles Gute, was geschieht, setzt das nächste in Bewegung.«

Johann Wolfgang von Goethe

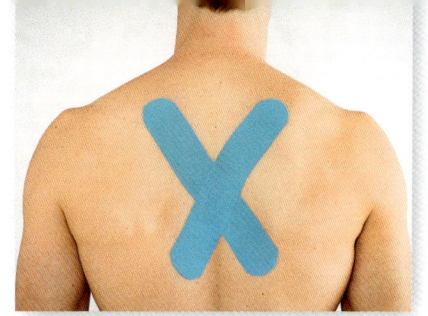

PLÖTZLICH WAR ALLES BUNT

Wenn Fußballspieler beim Torjubel verbotenerweise ihr Trikot von sich reißen, geben sie immer häufiger bunte Streifen auf ihren Muskeln preis. Auch bei Tennisspielern, Läufern und vielen anderen Sportlern erfreuen sich die farbenfrohen Bänder immer größerer Beliebtheit. Und so wächst auch die allgemeine Bekanntheit der Tapes. Nicht zuletzt aufgrund der Erfolge im Leistungssport konnte sich diese tolle und effektive Methode auch in der täglichen Therapie, in der Prävention und nicht zuletzt im Breitensport durchsetzen. Neben den vielen positiven Effekten der Bänder in und an unserem Körper sind sie nahezu nebenwirkungsfrei und relativ kostengünstig – und mittlerweile in jedem Sanitätshaus, übers Internet sowie über Apotheken erhältlich. So steht der Fortsetzung dieser Erfolgsgeschichte nichts im Wege!

Im Einführungskapitel will ich Ihnen zunächst die Prinzipien des kinesiologischen Tapens vermitteln, seine Entdeckung und Weiterentwicklung, seine Wirkung – und seine Grenzen. Im Praxisteil zeige ich Ihnen dann anhand genauer Beschreibungen und vieler Fotos die richtige Anwendung.

Das Anbringen und Entfernen der Tapes ist wirklich einfach, doch etwas Know-how beim Auswählen und beim Anbringen braucht es schon. Auch wenn Ihnen Ihr Therapeut ein Tape empfohlen hat, können Sie hier noch einmal nachblättern. Die Einteilung in orthopädische und allgemeine Beschwerden macht es Ihnen leicht, die passende Anwendung zu finden. Ich wünsche Ihnen viel Freude und Erfolg beim Tapen!

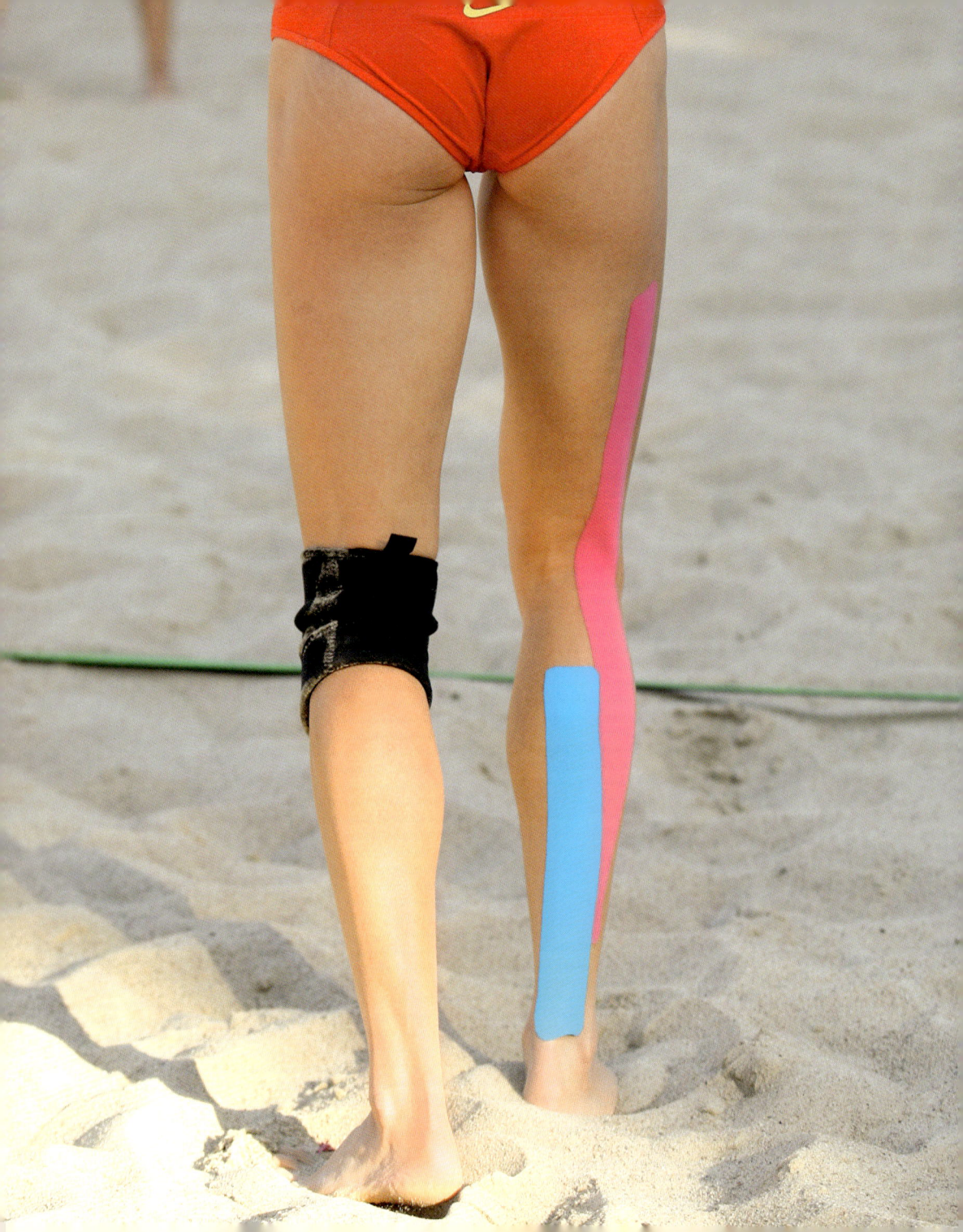

WILLKOMMEN IN DER WELT DES TAPENS

DAS ANBRINGEN VON TAPES IST NICHT SO NEU, WIE VIELE DENKEN. HERSTELLUNG UND ANWENDUNG HABEN SICH ABER IN DEN LETZTEN JAHREN STARK WEITERENTWICKELT. LESEN SIE HIER ALLES ZUR GESCHICHTE UND ZUM MATERIAL!

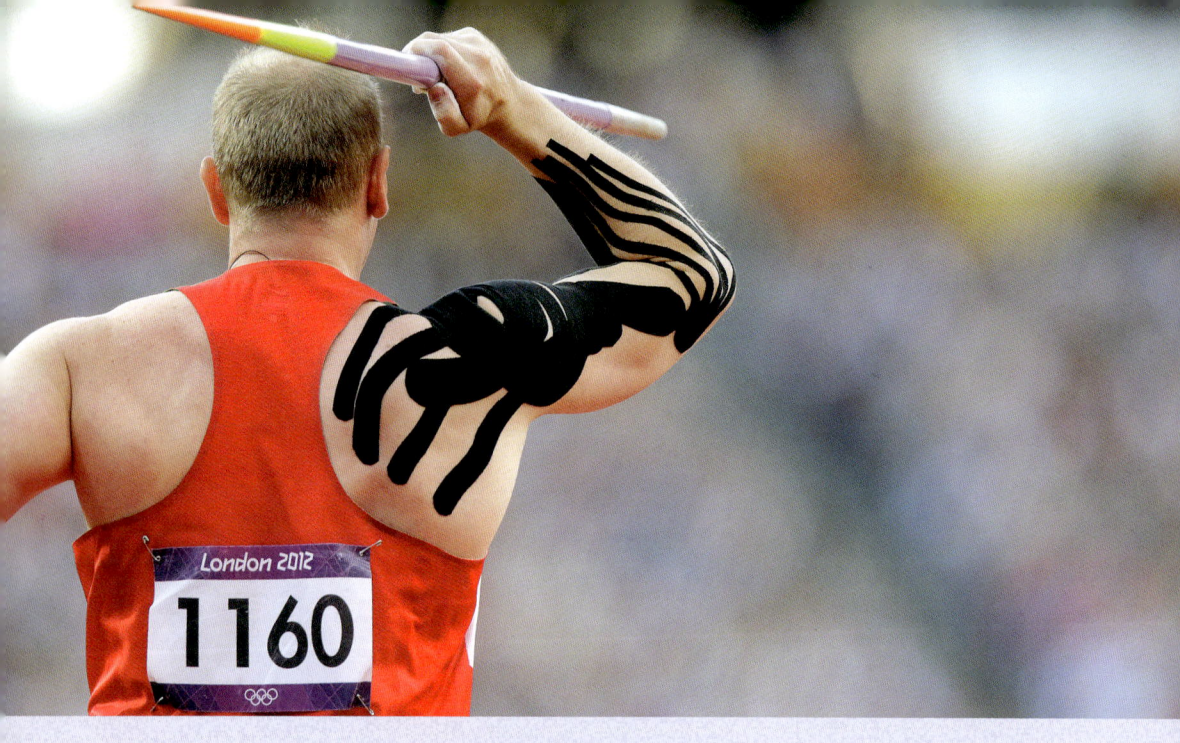

DIE GESCHICHTE DES KINESIOLOGISCHEN TAPENS

Schön, dass Sie sich für die bunten Tapes interessieren! Lesen Sie zunächst etwas über deren interessante Geschichte.

Altbekanntes in einem modernen Gewand

Die elastischen farbigen Streifen, die so leicht aufzubringen und so angenehm zu tragen sind, gibt es erst seit einigen Jahren, und ihre Entwicklung hat mehrere Meilensteine hinter sich. Diese möchte ich Ihnen hier kurz schildern.

Das Wissen um das Anlegen von Verbänden ist schon Tausende von Jahren alt. Bereits die alten Ägypter und Griechen verwendeten elastische sowie unelastische Verbandmaterialien zur Versorgung nicht nur von Wunden, sondern auch von Verletzungen des Bewegungsapparats.

Auch damals schon war so ein Verband sicher langfristig hilfreich, wenn er von einem Fachkundigen angelegt wurde. Angenehm jedoch war das Ganze nicht: Die Menschen mussten sich eben mit den zur Verfügung stehenden Mitteln begnügen, und das waren harzgetränkte, stark klebende Leinwandstreifen, die beim Trocknen ziemlich »zäh« wurden und beim Ablösen sicher keine große Freude machten. In Anbetracht der heutzutage verfügbaren Materialien ist das keine besonders angenehme Vorstellung.

Die Vorläufer der heutigen Tapes

Der 8. März 1882 gilt als Gründungstag des Hamburger Unternehmens Beiersdorf, dessen Produkte wie Klebefilm, Lippenpflegestift und Heftpflaster heute jeder kennt. Der Apotheker Paul Carl Beiersdorf erhielt an diesem Tag die Patenturkunde für das von ihm entwickelte Guttapercha-Pflaster. Zuvor hatte man Verletzungen und erkrankte Hautstellen mit warmem Pflastermull behandelt, der mit Arzneien bestrichen war. Diese Pflaster waren aber mit Harzen versetzt, die oftmals allergische Reaktionen auslösten, zudem passten sie sich nicht optimal der Haut an.
Schließlich fand Beiersdorf die Lösung: die Verbindung von Mull und Guttapercha, dem kautschukähnlichen getrockneten Milchsaft des malaiischen Guttaperchabaums. Daraus entwickelte er die anschließend so benannte Guttaplaste.

Den Weg in den Sport nach Deutschland bahnten sich die Gutta-Verbände über die hierzulande stationierten US-Truppen. Der deutsche Therapeut Hermann Lohfink beobachtete Anfang der Sechzigerjahre bei der amerikanischen Football-Nationalmannschaft, wie man die Pflasterstreifen zum Stabilisieren von Gelenken der Sportler verwendete.
Lohfinks Kollege Hans-Jürgen Montag, der auch Physiotherapeut der Deutschen Nationalmannschaft wurde und heute als Taping-Experte bekannt ist, berichtete: Kein anderer Verband biete bei sportlichen Aktivitäten eine derart hohe Stabilität und damit einen so sicheren Verletzungsschutz wie der Tapeverband.

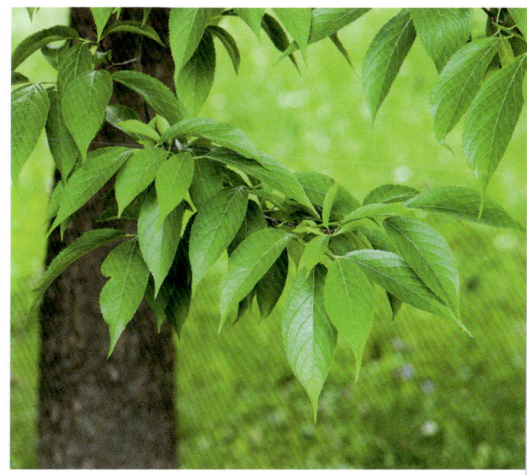

Der immergrüne malaiische Guttaperchabaum spendete den »Klebstoff« für die Tapeverbände.

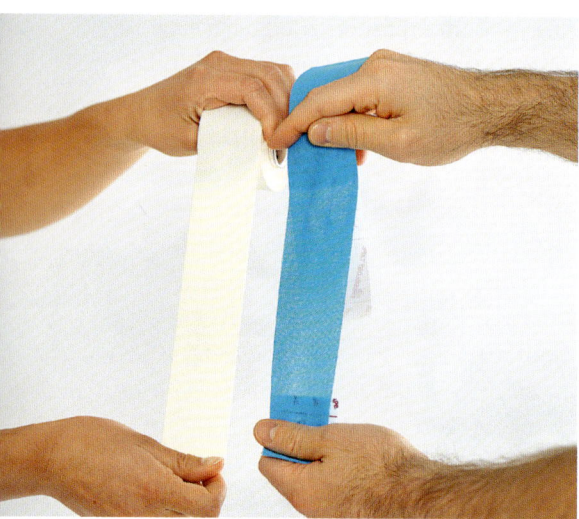

Die Vorgänger der heutigen Tapes waren un-
elastisch und einheitlich weiß.

Heute wird es nicht mehr in jedem Fall als
sinnvoll angesehen, Gelenke und Muskeln
zu ihrem Schutz ausschließlich zu fixieren.
Mangelnde Bewegung kann zu weiteren
Schmerzen in den Muskeln sowie zu Problemen im Lymph- und Blutkreislauf führen.
Ist die Mobilität eingeschränkt und fehlt in-
folgedessen Bewegung, wird Muskelmasse
abgebaut, und die natürlichen Bewegungsabläufe der behandelten Stellen werden teils
vorübergehend »verlernt«.

Dr. Kenzo Kases neues Konzept

Zu Beginn der 1970er-Jahre, auf einem anderen Kontinent, machte sich der damals noch
ganz unbekannte Dr. Kenzo Kase daran,

die bis dahin unelastischen weißen Sport-
tapes weiterzuentwickeln. Daraus entstand
ein Material mit ganz neuen Möglichkeiten
– und daraus entwickelte sich ein neues
Therapiekonzept.

Doch wer ist Dr. Kenzo Kase, und was hat
ihn zu seinen Forschungen bewogen? Der
japanische Arzt und Chiropraktiker be-
merkte bei seiner täglichen Arbeit mit den
Patienten immer wieder negative Reaktionen auf seine chiropraktische Behandlung.
Auf der Suche nach Möglichkeiten, diese
unerwünschten Wirkungen zu verringern
und zusätzlich weitere Körperstrukturen wie
die Muskulatur und das Lymphsystem mit-
einzubinden, versuchte er es auch mit dem
klassischen, festen Sporttape. Später wurde
er zufällig auf ein elastisches Tape aufmerk-
sam. Im Lauf der Jahre, nach viel For-
schungsarbeit und vielen Praxisversuchen,
entwickelte Dr. Kase seine eigene Methode,
das Kinesio-Taping™, und sein eigenes elastisches Tape, das KinesioTape™ (Kinese =
Bewegung).

Es wurde schnell offensichtlich, dass sich
seine Methode erheblich von den bisher üb-
lichen festen Tapemethoden abhob: Dr.
Kenzo Kase vertrat den therapeutischen Ansatz, dass Bewegung in den Gelenken und
Aktivität in den Muskeln zur Heilung von
vielerlei Beschwerden und Erkrankungen
positiv beitragen.

Das moderne elastische Tapen war geboren,
das später die Welt erobern sollte!

Dr. Kase näherte sich immer mehr den Denkweisen der Osteopathie an, einem Ende des 19. Jahrhunderts vom US-Amerikaner Andrew Taylor Still begründeten Diagnose- und Therapiekonzept. Dessen vier Prinzipien lauten:

- An erster Stelle steht die Durchblutung.
- Die Körperstrukturen und Funktionen beeinflussen sich gegenseitig.
- Der Körper kann sich selbst heilen.
- Der Körper wird als Ganzes gesehen.

Von Japan nach Deutschland

Erst 1998 fand Dr. Kenzo Kases Therapie ihren Weg zu uns nach Deutschland   wiederum durch den Sport. Der ehemalige Fußballprofi Alfred Nijhuis, der einige Jahre in Japan spielte und dort mithilfe der elastischen Bänder erfolgreich eine Verletzung überwand, führte diese Therapie im europäischen Raum ein.

Vom Profisport in die Allgemeinheit

Die oft einseitige Belastung, das intensive Training, der Kontakt mit Gegenspielern in vielen Mannschaftssportarten fordern bei Profisportlern ihren Tribut. Oft werden dabei schon vorsorglich Tapes gesetzt, die vor Überlastung der Sehnen und Bänder schützen und Verletzungen vorbeugen sollen. Bei bereits verletzten Muskeln oder Gelenken fördern sie die Genesung und Wiederaufnahme der vollständigen Belastung.

Alles, was im Profisport erfolgreich eingesetzt wird, erreicht über kurz oder lang die Allgemeinheit: Auch Schmerzpatienten und Hobbysportler nutzen heute diese Neuerungen im Sportbereich, etwa bei Gelenkarthrosen, Überlastungserscheinungen an Muskeln und Sehnen oder Wirbelsäulenbeschwerden. Nach dem Einzug in die Orthopädie und Physiotherapie hat sich mittlerweile das Behandlungsspektrum deutlich erweitert. Denn die Tapes wirken auf unterschiedlichen Ebenen, wie Sie im nächsten Abschnitt lesen werden. Mehr und mehr kommen sie neben ihrem klassischen Einsatz bei Beschwerden des Bewegungsapparats auch bei »nach innen« wirkenden Therapien zum Einsatz. Dies öffnet neben den orthopädischen und sporttherapeutischen Anwendungsgebieten neue Bereiche, beispielsweise in der Inneren Medizin oder in der Frauenheilkunde.

Laut den vier Grundsätzen der Osteopathie bauen äußere und innere Wirkung aufeinander auf.

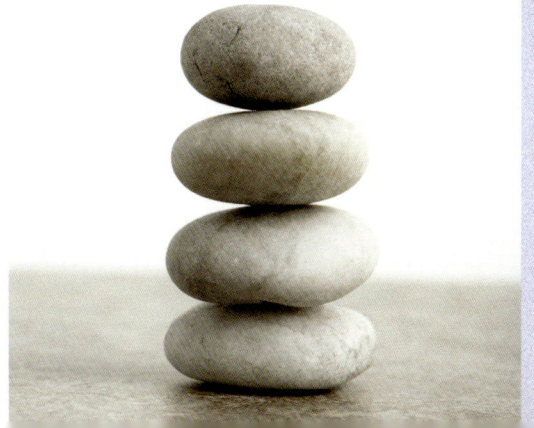

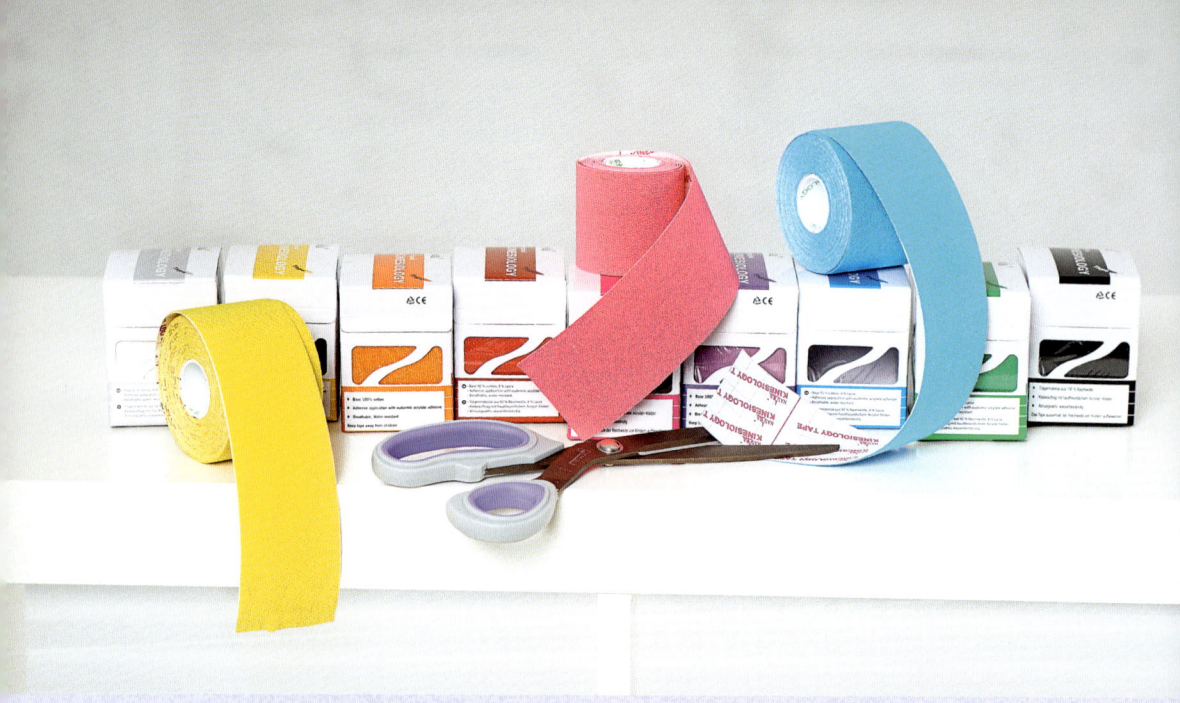

DAS MATERIAL
UND SEINE WIRKUNGEN

Das von Dr. Kenzo Kase entwickelte Pflaster ist hochelastisch, äußerst atmungsaktiv und hautfreundlich.

Wie eine zweite Haut

Das Tape macht jede Bewegung mit: Es dehnt sich und zieht sich wieder zusammen, ohne die Bewegungsfreiheit einzuschränken und den Körperteil »ruhigzustellen«. Im Ge- genteil, es weckt durch seine schmerzlin- dernde, stoffwechselanregende und durch- blutungsfördernde Wirkung wieder mehr Lust auf Bewegung. Es fördert den Blutflus und den Lymphfluss sowie den harmoni- schen Bewegungsablauf und verringert bei Schmerzen die Neigung, in eine Schonhal- tung zu gehen. Somit unterstützt es die Kör- perstrukturen wirkungsvoll, statt ihnen wei- ter zuzusetzen.

Form und Funktion: perfekt aufeinander abgestimmt

Für die heute verwendeten elastischen Tapes wurden die Eigenschaften der menschlichen Haut zum Vorbild genommen. Die Elastizität, also die Dehnbarkeit, der Tapes beträgt, ähnlich wie bei der Haut, 130 bis 140 Prozent (in Längsrichtung). Die Dicke der Tapes und ihr Gewicht sind ebenfalls vergleichbar mit denjenigen der Haut. Somit gehen sie in alle Bewegungen mit, ohne den Träger einzuschränken.

Das Material der Tapes ist ein dehnbarer Baumwollstoff aus sehr hochwertigen Fasern. Die Klebeschicht ist allergenfrei – sie enthält auch kein Latex, auf das viele allergisch reagieren. Richtig aktiviert wird die Klebewirkung erst durch die Körperwärme. Die Klebewirkung hält rund sieben Tage an und wird auch unter der Dusche nicht in Mitleidenschaft gezogen. Voraussetzung ist natürlich, dass das Tape richtig angebracht wurde ▸ siehe Seite 26 f.

Diese Beschaffenheit der Bänder, kombiniert mit der Art und Weise, wie sie auf die Haut geklebt werden (siehe später spezielle Tapetechniken), ermöglicht es, den Körper auf vielen verschiedenen Ebenen positiv zu beeinflussen.

Um Hautreizungen auch bei längerem Tragen zu vermeiden, wurde ein spezielles Gewebemuster in das Tape eingebracht, welches das Atmen der Haut ermöglicht (siehe Bild rechts).

FERTIGZUSCHNITTE ODER SELBST ZUSCHNEIDEN?

Ab Seite 30 sehen Sie Schritt für Schritt, wie die Bänder von der Rolle zugeschnitten werden, je nach der gewünschten Anwendung und Wirkung. Dies ist sehr unkompliziert und mit etwas Übung im Handumdrehen passiert.

Inzwischen gibt es auch Tapezuschnitte für einzelne Anwendungen, etwa ein Hand- oder Knietape oder die etwas aufwendigeren Fächertapes ▸ siehe Seite 35. Ich empfehle Ihnen aber, die Tapes wie beschrieben an der betreffenden Körperstelle abzumessen, da sie dann genau zu Ihrem Körper passen und ihre Wirkung optimal entfalten können. Nicht zuletzt ist auch der Preis für die Zuschnitte viel höher als für die Taperollen.

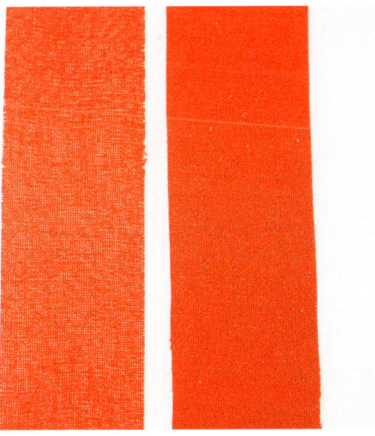

Beim maximal gedehnten Streifen (links) ist die spezielle Gewebestruktur zu erkennen.

Die unmittelbare Wirkung der kinesiologischen Tapes

Wird ein kinesiologisches Tape richtig angebracht, spüren Sie sofort – sowohl in Ruhe als auch in Bewegung – seine positive Wirkung. Worauf diese im Einzelnen beruht, lesen Sie im Folgenden.

Ein sanftes »Lifting«

Das Tape hebt die Oberhaut ein Stückchen an und lockert damit auch die darunterliegende Lederhaut (Corium) sowie das Unterhautgewebe. Dies verringert augenblicklich die Spannung und den Druck in den einzelnen unter der Haut liegenden Gewebeschichten. Das Blut und die Lymphflüssigkeiten können somit leichter zirkulieren, Muskeln und Nerven werden besser mit Nährstoffen und mit Sauerstoff versorgt. Durch die feste, aber elastische Verbindung mit der Haut führt das Tape jede Bewegung ganz selbstverständlich mit aus, was dazu führt, dass auch die darunterliegenden Muskeln, Faszien ▸ siehe Seite 38 und Nerven beständig gegeneinander verschoben werden. Dabei entsteht eine massageähnliche, entspannende, anregende Wirkung.

Harmonischer Bewegungsablauf

In zahlreichen praktischen Studien und Beobachtungen zeigt sich, dass das kinesiologische Taping, wenn es korrekt angelegt ist, die Bewegungsabläufe harmonisieren kann.

Durch einen Gipsverband, eine Schiene oder ein starres Tape (die dennoch manchmal vorübergehend nötig sind) wird der Körperbereich eher ruhiggestellt, folglich wird Muskelmasse abgebaut und auch die dort verlaufenden Nerven werden »träge«. Das kinesiologische Tape dagegen schränkt die Beweglichkeit nicht ein. Es stärkt vielmehr die Eigenwahrnehmung, die sogenannte Propriozeption, für einen harmonischen Bewegungsablauf.

STABILITÄT WIEDERFINDEN

Ein Beispiel: Durch Verletzungen der Bänder, etwa durch mehrfaches schmerzhaftes Umknicken, hat jemand ein instabiles Sprunggelenk und »traut« diesem nicht mehr richtig. Sport und Spaziergänge machen weniger Spaß, weil man immer die Sorge mit sich trägt, erneut umzuknicken. Das Tape am Sprunggelenk beziehungsweise eine passende Tapekombination gibt dem Träger nun zum einen ein Gefühl von mehr Stabilität und steigert damit die Lust an der Bewegung. Zum anderen fördert es die »Rückmeldungen« der Hautrezeptoren und Nerven über die Qualität des Bewegungsablaufs: Wird der Fuß richtig abgerollt, ohne seitlich wegzuknicken? Wird der Vorfuß beim Nach-vorn-Schreiten ausreichend angehoben? Auf diese Weise wird der gute Bewegungsablauf trainiert, der Heilungsprozess gefördert, und die stützenden Muskeln – unser bester Schutz vor Verletzungen – werden der natürlichen Bewegung entsprechend gekräftigt, was Sehnen und Bänder entlastet.

Die reflektorische, indirekte Wirkung

Durch die Vielzahl der unterschiedlichen Anwender und Therapeuten aus verschiedensten Bereichen wie Chiropraktik, Osteopathie, Physiotherapie, aus der Traditionellen Chinesischen Medizin und anderen ist es in den letzten Jahren zu einer erfreulichen Weiterentwicklung des kinesiologischen Tapens gekommen.

Neben der direkt wirkenden mechanischen Anwendung entwickeln sich zunehmend weitere neue indirekte, reflektorische Modelle auf der Basis der jeweiligen Fachgebiete und Anschauungen. Allein über bestimmte Hautareale lassen sich sogar Organe positiv beeinflussen.

Unsere Haut ist ein hochspezialisiertes Sinnesorgan

Die Haut ist mit einer Fläche von eineinhalb bis zwei Quadratmetern und einem Gewicht von rund einem Sechstel des Körpergewichts das größte Organ des menschlichen Körpers. Sie enthält eine Vielzahl von Rezeptoren (»Nervenfühler«, von lateinisch *recipere*: »aufnehmen« oder »empfangen«) für Schmerz, Druck, Kälte, Wärme, Vibration und Oberflächenbeschaffenheit. Auf einem Quadratzentimeter Haut können bis zu 200 Schmerzrezeptoren vorkommen. Über sie nehmen wir nicht nur mechanische, sondern auch chemische und thermische Reize auf, so wird etwa eine Temperatur unter 10 °C sowie eine über 45 °C als Schmerz wahrgenommen. Weiterhin besteht eine Verschaltung der einzelnen Hautgebiete, der sogenannten Dermatome, ins Rückenmark.

DIE DERMATOME: LANDKARTE DER RÜCKENNERVEN AUF DER HAUT

Die sogenannten Dermatome (von lateinisch derma = Haut, tomus = Abschnitt) sind von Rückenmarksnerven versorgte Teilabschnitte der Haut, welche sich bereits während der Differenzierung der embryonalen Zellen gebildet haben. Wenn Sie mehr über dieses interessante, sehr komplexe Thema lesen möchten, finden Sie auf Seite 120 einen Buchtipp dazu.

Schmerzen oder Empfindungsstörungen in einer bestimmten Körperregion, auch in der Rückenregion, können also rein lokal oder von der Wirbelsäule weitergeleitete Störungen sein. Im Umkehrschluss lässt sich sagen, dass es möglich ist, über bestimmte Hautregionen bestimmte Teile des Rückens mit anzusprechen. Dies macht man sich beim Taping zunutze, indem man neben der direkten Anwendung noch ein über die Nervenbahnen wirksames Tape anbringt.

Ganz ähnlich gelagert ist das auf der nächsten Seite beschriebene Prinzip der sogenannten Head'schen Zonen.

HEAD'SCHE ZONEN

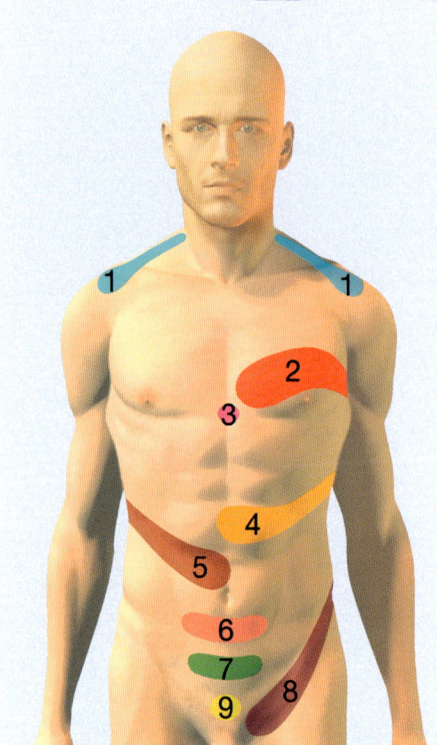

1 Zwerchfell • 2 Herz • 3 Speiseröhre • 4 Magen • 5 Leber, Gallenblase • 6 Dünndarm • 7 Dickdarm • 8 Nieren, Hoden • 9 Harnblase

Krankheitssignale der inneren Organe werden über das Nervensystem oft als Schmerz in einem bestimmten, mit dem jeweiligen Organbereich reflektorisch verbundenen Hautareal wiedergegeben. Das bekannteste Beispiel ist der in den linken Arm ausstrahlende Schmerz im Brustkorb bei einem Herzinfarkt.

SPIEGEL DER ORGANE: DIE HEAD'SCHEN ZONEN

Ein weiteres reflektorisches Anwendungsgebiet sind die Head'schen Zonen. Sie sind benannt nach dem englischen Neurologen und Forscher Sir Henry Head (1861–1940). Diese Hautzonen sind Gebiete, denen eine über das zugehörige Rückenmarkssegment laufende Querverbindung bestimmte innere Organe zugeordnet werden können. Sie stellen also eine Verbindung des Organsystems mit dem zentralen (vegetativen) Nervensystem dar. Eine Head'sche Zone kann über mehrere Dermatome ▶ siehe Seite 15 verlaufen, hat aber immer einen Punkt, welcher für die reflektorische Wirkung besonders bedeutsam ist.

Ist das einer Head'schen Zone zugehörige Organ belastet oder erkrankt, kann es reflektorisch Schmerzen in dieser Hautzone zur Folge haben (meist auf beiden Körperseiten in gleichem Maße), man spricht hier von übertragenem Schmerz.

Beim kinesiologischen Tapen macht man sich auf der Basis dieser Erkenntnisse die sogenannte Reflexumkehr zunutze. Dabei werden die Hautzonen behandelt, die das jeweilige innere Organ repräsentieren. So kann man über die Reflexbahnen günstig auf das Organ einwirken. Im Teil »Allgemeinbeschwerden« ab Seite 88 finden Sie deshalb des Öfteren neben den Gittertapes für die Akupunkturpunkte auch reflektorisch wirksame kinesiologische Tapes.

CrossTaping™: auf den (Akupunktur-)Punkt genau behandelt

Eine besondere Form des Tapens ist das Anbringen von CrossTapes™ (im Handel u. a. auch als CrossLinks oder Gittertapes). Diese sehr neue Methode erlaubt es, die auf den Energieleitbahnen des Körpers, den Meridianen, liegenden Akupunkturpunkte ▸ siehe Seite 18 auch ohne Nadeln, Spritzen oder sonstige zeitaufwendige Anwendungen zielgenau zu behandeln.

Ihren Ursprung hat die Meridianlehre in der Traditionellen Chinesischen Medizin. Es gibt zwölf Hauptmeridiane, in denen nach Auffassung der TCM unsere Lebensenergie, das Qi, fließt.

Die Therapie über die Akupunkturpunkte mithilfe von Gittertapes stammt aus Korea, wo sie (auch unter dem Namen »Spiral Taping«) bereits seit ein paar Jahren in Kliniken und Naturheilpraxen erfolgreich eingesetzt wird.

Mithilfe der Akupunkturpunkte können wir also über die Energieleitbahnen Einfluss auf die Organe, Muskeln oder auch Nerven nehmen – immer vorausgesetzt, die Tapes werden genau an die richtige Stelle geklebt. Im Praxiskapitel ab Seite 43 werden die Körperstellen deshalb jeweils genau beschrieben und im Bild gezeigt.

Die Wirkung resultiert daraus, dass durch das Tape die Oberflächenspannung der Haut herabgesetzt wird. So kommt die blockierte Energie wieder ins Fließen, was man oft so-

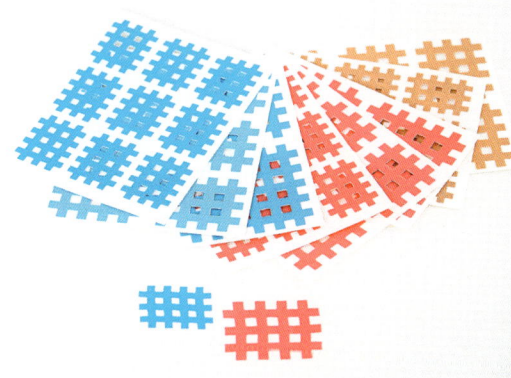

Ein Heftchen Gittertapes sollten Sie immer in Ihrer »Hausapotheke« haben.

fort nach dem Anbringen des Tapes spürt. Aus Sicht der asiatischen Medizin werden die beiden gegensätzlichen, sich ergänzenden Kräfte der Lebensenergie Qi – Yin und Yang – wieder ins Gleichgewicht gebracht, Beschwerden klingen ab.

ERFOLG VERSPRECHENDE KOMBINATIONEN

Eine besonders wirkungsvolle Anwendung ist das Platzieren auf mehreren korrespondierenden Akupunkturpunkten. Dabei setzen die Tapes einen gezielten Reiz, der die Selbstheilungskräfte anregt.

In der Praxis werden die Gittertapes mittlerweile auch bei uns mit dem kinesiologischen Tapen kombiniert, man spricht hier den Gittertapes eine wichtige Rolle als Wirkungsverstärker zu.

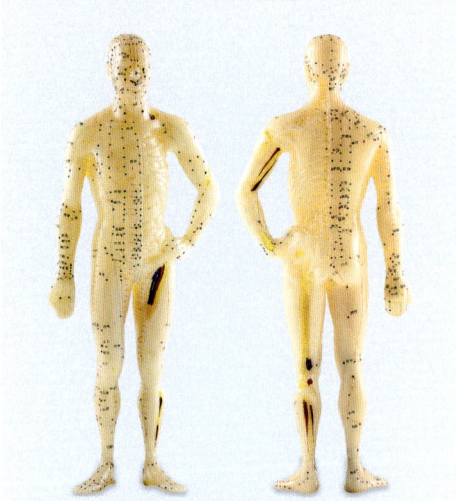

Die Meridiane sind jeweils einem Organ zugeordnet, darunter sind auch zwei Organe, welche die westliche Medizin nicht als solche wahrnimmt: Dreifacher Erwärmer und Perikard (Herzbeutel).

EIN ANWENDUNGSBEISPIEL

Angenommen, Sie haben Beschwerden in Ihrem Unterarmbereich, mit einem ziehenden Schmerz, der bis in die Hand reicht. Zusätzlich spüren Sie einen punktuellen Schmerz am Handgelenk. In diesem Fall können Sie den schmerzhaft-ziehenden Bereich am Unterarm direkt mit dem passenden kinesiologischen Tape versorgen und den zugehörigen Schmerzpunkt am Handgelenk mit dem Crosstape behandeln. Die Tapes ergänzen sich in ihrer Wirkung und ermöglichen so, dass die Beschwerden schneller abklingen.

CROSSTAPES RICHTIG ANBRINGEN

Die Crosstapes sind in verschiedenen Größen erhältlich und können daher individuell an kleinen und größeren Schmerz- und Reflexpunkten eingesetzt werden. Man trägt sie idealerweise mit einer Pinzette auf, so schützt man einerseits die Klebefläche, andererseits kann die zu beklebende Fläche genauer getroffen werden. Zudem verzieht sich das Tape dabei nicht.

Das Crosstape wird immer diagonal und nicht vertikal oder horizontal über den Punkt geklebt, um den Energiefluss in dieser Region nicht zu stören.

Die Auswahl der Farbe

Sie haben nun alles Wichtige über die Eigenschaften der kinesiologischen Tapes gelesen. Eins bleibt noch zu klären: Was hat es mit den unterschiedlichen Farben auf sich? Die Hauptfarben der Bänder sind Rot und Blau, nur mit ihnen arbeitete Dr. Kenzo Kase anfangs. Weitere erhältliche Farben sind Gelb, Schwarz, Beige und Grün.

Sicher kennen Sie die elastischen Thera-Bänder fürs Muskeltraining, bei denen jede Farbe für eine andere Dehnbarkeit steht. Bei den kinesiologischen Tapes ist die Bedeutung der Farben etwas subtiler, wie Sie gleich lesen werden.

Therapie mit Farbe

Die Farbtherapie ist eine der ältesten Behandlungsmethoden. Sie hat ihren Ursprung in der heilenden Wirkung der Sonnenstrahlen. Viele Kulturen setzten Farben gezielt zur Linderung von unterschiedlichsten Beschwerden ein.

Sonnenkulte waren beispielsweise bei den lateinamerikanischen Völkern wie den Azteken und Mayas weit verbreitet, Anhänger fanden sie auch bei den alten Ägyptern. Der Glaube an ihre heilende Wirkung brachte den Farben vielfach eine Zuordnung von Göttern ein, Kranke wurden mit bestimmten Farben bunt angemalt oder in bunte Tücher gewickelt, um so Heilungsverläufe positiv zu beeinflussen.

Wissenschaftlich betrachtet sind Farben elektromagnetische Wellen. Dabei ist es dem Menschen möglich, bis zu einem bestimmten Schwingungsbereich (Spektralbereich) die hoch schwingenden Infrarotstrahlen (Wärme) bis hin zu den niedrig schwingenden Ultraviolettstrahlen (Kälte) wahrzunehmen. Über die Augen, nach neueren Erkenntnissen aber besonders über die Haut nehmen wir diese Lichtschwingungen und Energien wahr, über die Nervenbahnen werden sie an unser Zentralnervensystem weitergeleitet, das auf die unterschiedlichen Farben unterschiedlich reagiert.

Diese Erkenntnis stützt die gezielte Auswahl einer bestimmten Tapefarbe beim kinesiologischen Tapen.

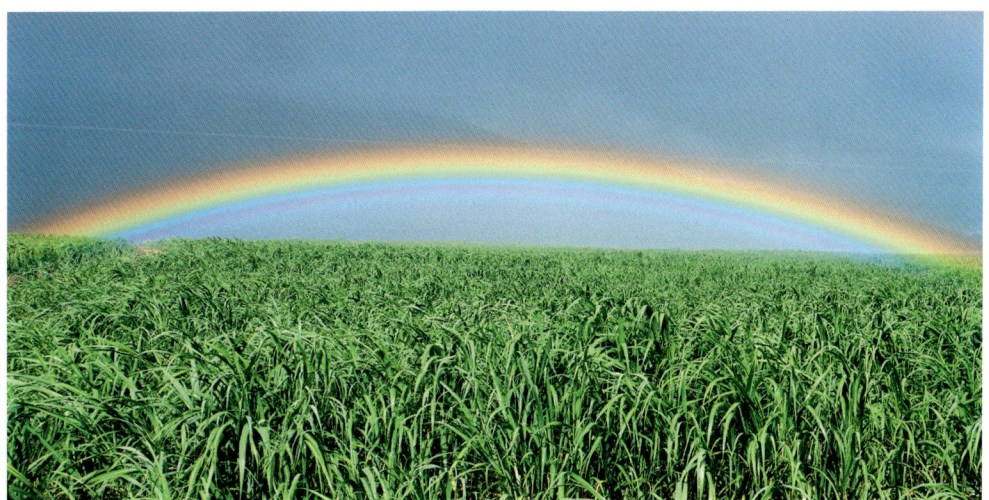

Die Wirkung der allgegenwärtigen Lichtschwingungen lässt sich ganz gezielt nutzen.

Die Auswahl treffen

Bei der Auswahl der richtigen Tapefarbe hilft zunächst die Intuition: So greifen zum Beispiel die meisten bei Schwellungen und Entzündungen zu blauen Tapes, denn Blau wirkt kühlend. Bei Verspannungen und Verhärtungen nimmt man dagegen eher Rot, welches wärmend und weitend wirkt. Frauen bevorzugen erfahrungsgemäß eher rote Tapes, möglicherweise auch, weil sie schneller frieren. Männer dagegen mögen eher blaue oder schwarze Tapes.

Die nachfolgende Übersicht über die erhältlichen Tapefarben soll Ihnen die richtige Auswahl erleichtern. Auf den nächsten Seiten finden Sie zudem den kinesiologischen Muskeltest, mit dem die Auswahl der Farbe anschließend geprüft werden kann.

Natürlich können Sie die Wirkung der Tapefarbe auch mit entsprechender Kleidung beziehungsweise Unterwäsche verstärken.

ROT, ROSA

Körperliche Wirkung:
- kreislaufanregend, durchblutungsfördernd (stellt die Gefäße weit) und energiezuführend
- wärmend

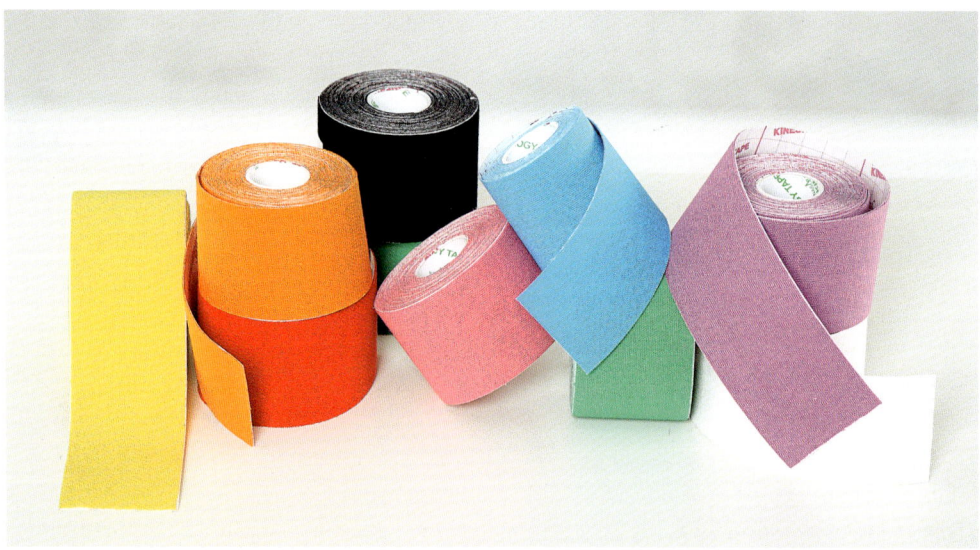

Die Tapefarbe kann die gewünschte Wirkung unterstützen. Es spricht aber nichts dagegen, wenn Sie zunächst einfach Ihre Lieblingsfarbe auswählen: Die tut immer gut!

- stabilisierend
- appetitanregend

Emotionale Wirkung:

- belebend bis aufregend
- weckt schlummernde innere Kräfte (»Urkräfte«)
- steigert das Selbstwertgefühl
- macht vital und dynamisch

BLAU/VIOLETT

Körperliche Wirkung:

- dämpfend, durchblutungsmindernd (Gefäßengstellung), wärmeentziehend
- entzündungshemmend

Emotionale Wirkung:

- harmonisierend und entspannend
- Fantasie und Intuition anregend
- fördert die Kommunikation und die Klarheit der Gedanken

GRÜN

Körperliche Wirkungen:

- ausglcichend, harmonisierend; häufig wird Grün deshalb für Organbereiche verwendet.

Emotionale Wirkung:

- hilft, Körper und Seele ins Gleichgewicht zu bringen
- regenerierend und harmonisierend
- erfrischend
- fördert die innere Ruhe
- stärkt das Urteilsvermögen
- stärkt die Sinne und die Konzentration
- beruhigt, dämpft Angst

GELB/ORANGE

Körperliche Wirkungen:

- stoffwechselanregend
- nervenstärkend
- anregend

Emotionale Wirkung:

- aufmunternd
- fördert Intelligenz und inneren Abstand und Übersicht
- fördert die Konzentration und die Lust am Lernen
- unterstützt alle geistigen Tätigkeiten
- bringt Sonne ins Gemüt und verscheucht trübe Stimmung

SCHWARZ

- hat ähnliche Wirkungen wie Blau
- wird gerne von Sportlern genommen, da es neutral wirkt
- Wird es über andere Tapes geklebt, verstärkt es deren Wirkung, daher ist es zum Beispiel bei einer Anwendung mit zwei I-Tapes empfehlenswert

BEIGE

- neutrale Wirkung
- wird gewählt, solange man unsicher ist, wie der Behandelte auf die Tapeanwendung reagiert
- ist besonders schonend bei Nervenverletzungen
- gerne auch im Gesicht, im Halsbereich und in anderen sichtbaren Regionen genommen, da unauffällig

Die ausgewählte Farbe testen

Gerade bei komplexeren Beschwerden ist die Auswahl der am besten wirkenden Tapefarbe oft etwas schwieriger. Dabei kann es hilfreich sein, die gewählte Farbe mithilfe des kinesiologischen Muskeltests zu ermitteln.

Die Kinesiologie ist eine sogenannte Körperfeedback-Methode, bei der unser Körper Rückmeldung gibt, welche Substanzen, Emotionen, Informationen, Lebensmittel und so weiter hilfreich sind und welche ihn unter Stress setzen. Sie können den Test daher ruhig auch mal mit Speisen, verschiedenen Kleidungsstoffen und anderem ausprobieren. Je öfter Sie sich mit dem kinesiologischen Test beschäftigen, umso sicherer werden Sie in Ihrer Einschätzung.

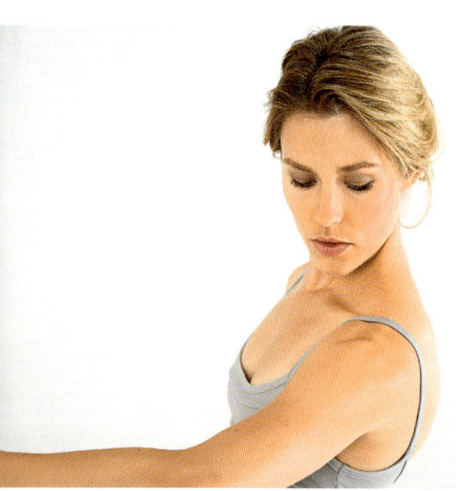

Der Deltamuskel an der Schulter ist ideal für den kinesiologischen Test.

IDEALE TESTMUSKELN: DIE »DELTAS«

Hinter dem kinesiologischen Muskeltest steht die Erkenntnis, dass ein Muskel auf eine Stress bedeutende Information mit einem kurzen Kraftverlust oder mit Nachgeben reagiert. Als »Testmuskel« hat sich der Deltamuskel bewährt, jenes Muskelpaket, das dem Schultergelenk Halt gibt, für die Proportion der Schulter verantwortlich ist und – besonders wichtig für den Test – den Oberarm anhebt (siehe Bild links).

DURCHFÜHRUNG DES TESTS:

- Der Tester steht hinter der Testperson, der »starke« Arm (bei Rechtshändern der rechte, bei Linkshändern der linke, bei Beidhändigen beliebig) wird seitlich auf 90 Grad angehoben und selbstständig gehalten. Der andere Arm wird, mit der Handfläche nach außen, an den Rücken geführt. Der Tester legt jetzt, ohne dass die Testperson die Farbe sehen kann, die zu testende Taperolle in die am Rücken befindliche Hand.
- Nun drückt der Tester den anderen, ausgestreckten Arm in Richtung Fußboden. Die Testperson soll maximal dagegenhalten. Der Tester schätzt nun den Widerstand ein, dann wird der Test mit der nächsten Farbe wiederholt.
- Zum Tapen wird dann diejenige Farbe ausgewählt, bei welcher der größte Widerstand zu spüren war. Mit ein wenig Ausprobieren gelingt es Ihnen immer besser,

die Stärke des jeweiligen Muskelwider-
stands einzuschätzen.

- Wichtig: Machen Sie zwischen den
  Durchgängen eine kurze Pause, denn das
  seitliche Halten des Arms ist recht an-
  strengend, und schlichte Ermüdung ver-
  fälscht natürlich das Testergebnis.
- Wichtig: Der Ablauf des Tests wird zuvor
  abgesprochen, denn es geht dabei nicht
  um einen Überraschungseffekt! Dieser
  würde nur die Testperson und damit den
  Muskel unnötig unter Stress setzen. Zudem besteht Verletzungsgefahr für den
  Tester, da manche Menschen auf solche
  Überraschungen reflexartig mit »Aus-
  schlagen« reagieren.

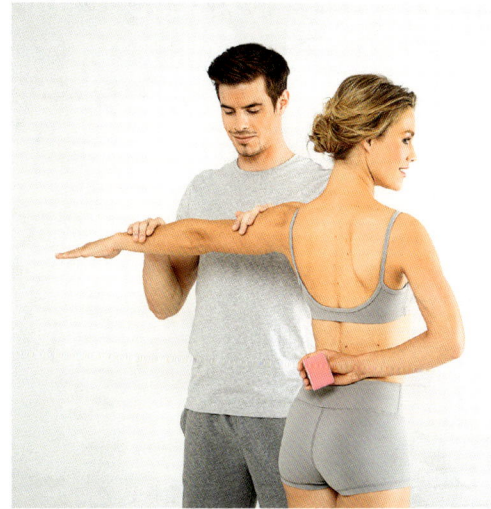

Mit beiden Händen drückt der Tester und
erspürt den Widerstand.

INFO

DIE POSITIVEN WIRKUNGEN DER TAPES

Bevor wir nun richtig in die Praxis des Tapens einsteigen, hier eine Zusammenfas-
sung der positiven Effekte. Ein richtig
ausgewähltes und angelegtes Tape …

- kräftigt Muskeln und Sehnen.
- stabilisiert die Gelenke und fördert
  gleichzeitig ihre Beweglichkeit.
- unterstützt die optimale Verschaltung
  von Nervenbahnen und Muskulatur.
- harmonisiert die Oberflächenspannung
  der Haut und macht diese geschmeidi-
  ger, glättet Narben.

- lindert Schmerzen über die positive
  Beeinflussung der Schmerzrezeptoren.
- regt unseren Blutkreislauf und unser
  Lymphsystem an, hilft damit bei der
  optimalen Verteilung von Nährstoffen
  und dem Abfluss von Verbrauchtem.
- wirkt auch auf reflektorischem Weg
  über die Energiebahnen (Meridiane)
  günstig auf entfernte Körpergebiete beziehungsweise innere Organe.
- hilft, unser inneres System wieder ins
  Gleichgewicht zu bringen.

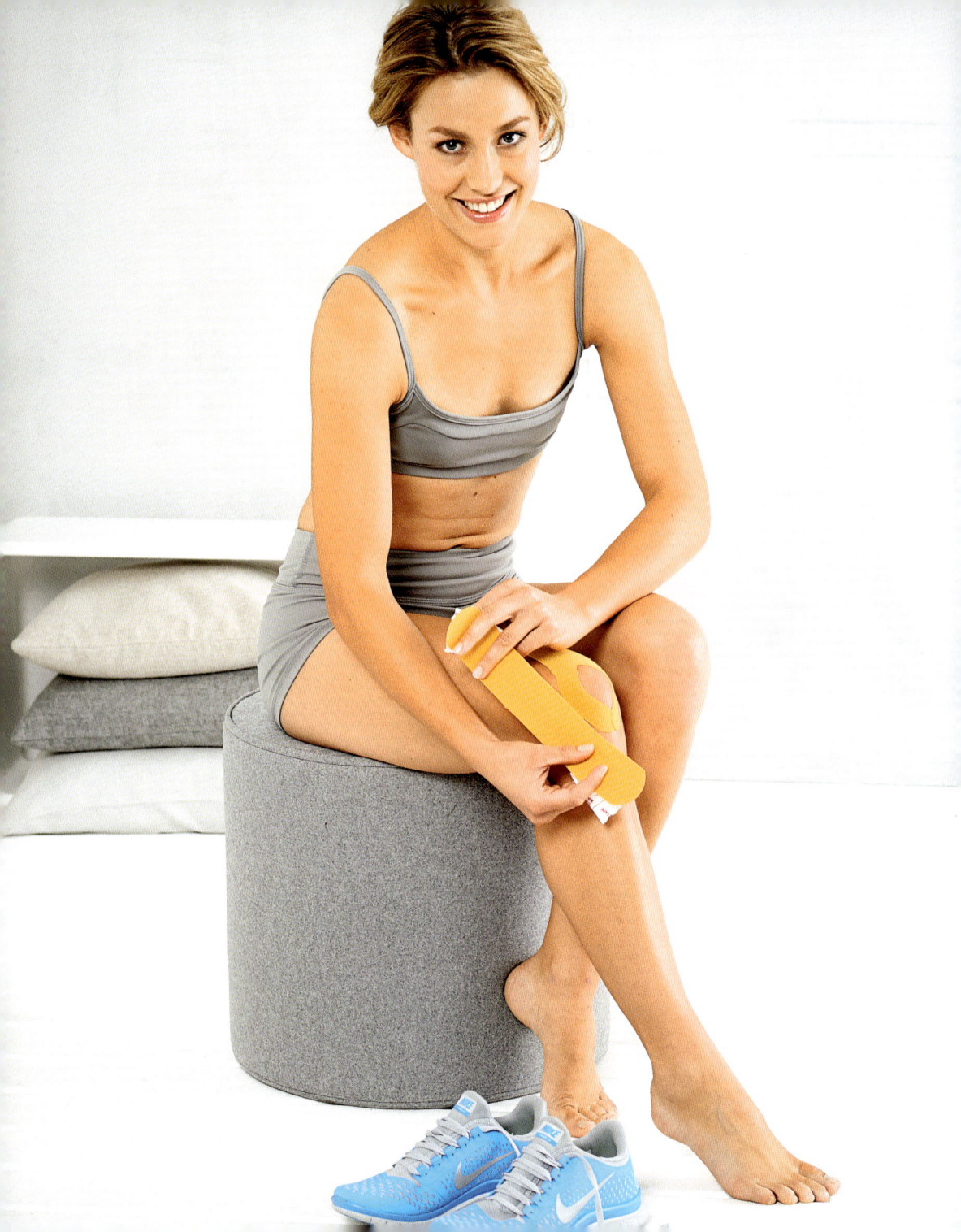

DIE RICHTIGE ANWENDUNG

HIER ERFAHREN SIE ALLES, WAS SIE ÜBER VORBEREITUNG, ZUSCHNEIDEN UND ANLEGEN DER TAPES WISSEN MÜSSEN, OB BEIM »ALLTAGSTAPING« ODER FÜR EIN SPEZIALTAPE.

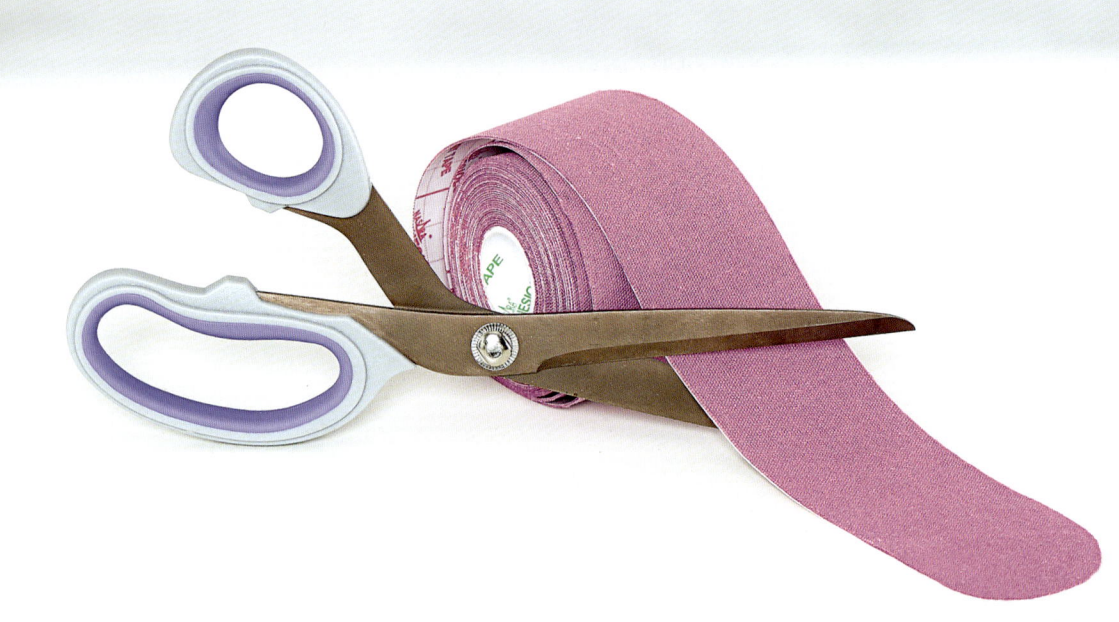

BASIS-KNOW-HOW

Das Anbringen der Tapes ist sehr unkompliziert, Sie sollten aber von Anfang an ein paar Dinge beachten.

Dauer der Anwendung

Ein elastisches Tape kann, einmal aufgebracht, bei unverminderter Wirkung bis zu sieben Tage getragen werden, sofern kein Jucken unter der Klebestelle auftritt. Da die Tapes wasserbeständig sind, können sie auch während des Duschens auf der Haut belassen werden, sollten jedoch im Anschluss mit dem Föhn angetrocknet werden. Die gesamte Therapiedauer richtet sich nach der Stärke und der Entwicklung der Beschwerden, ebenso nach dem Zweck der Anwendung. Dient ein Tape zum Beispiel beim Sport als Unterstützung und Vorbeugung, so ist die Tragedauer auf die Sportzeit begrenzt.

Um Beschwerden gezielt zu behandeln, verweilt das einzelne Tape dagegen bis zu einer Woche auf der Haut, man erneuert es jede Woche bis zum Abklingen der Beschwerden. Auch eine Fortführung über mehrere Monate ist möglich, etwa bei chronischen Schmerzzuständen oder anderen längerfristigen Beschwerden.

Wann sollten Sie nicht mit Tapes behandeln?

Da es sich um ein ganzheitliches Konzept handelt und es in der Praxis nicht selten vorkommt, dass sich Schmerzen fern ihrer Ursache zeigen oder nur die »Spitze des Eisbergs« darstellen, sollten Sie in jedem Fall bei länger anhaltenden Beschwerden Ihren Arzt aufsuchen. Zur guten Therapie gehört immer auch eine intensive Ursachenforschung, Untersuchung und Diagnostik. Oft spricht aber nichts dagegen, im Anschluss die ärztliche Therapie durch eine Tapeanwendung zu unterstützen.

Vorsicht bei akutem Schmerz!

Bei plötzlich einsetzenden und/oder länger anhaltenden intensiven Schmerzen sollten Sie in jedem Fall den Arzt aufsuchen. Unser Körper ist so komplex, dass zum Beispiel Organbeschwerden auch auf Gelenke oder Muskeln übertragen werden können. Das bekannteste Beispiel ist der Schulter-Arm-Schmerz links, der auf einen Herzinfarkt hinweisen kann. Ebenso kann ein akuter Schmerz im rechten Arm-Schulter-Bereich sowie im Rücken und Oberbauch von einer Gallenkolik herrühren.

Nebenwirkungen

In seltenen Fällen können Hautreaktionen wie Rötung oder Hautjucken auftreten. Wenn Sie zu Allergien neigen oder auf der sicheren Seite sein wollen, testen Sie ein kleines Stück Tape einige Stunden in der Ellenbeuge. Wenn Sie es ohne Probleme vertragen, ist das Risiko einer Überreaktion gering.

WICHTIG

HIER SOLLTEN SIE AUF DIE ANWENDUNG VON TAPES VERZICHTEN:

- auf offenen, nicht vom Arzt versorgten Wunden
- bei nicht vom Arzt versorgten Knochenbrüchen
- direkt auf Hautirritationen wie etwa einem Sonnenbrand
- bei akuten Gefäßerkrankungen wie einer Thrombose
- bei bekannter Pflasterallergie
- während einer Cortisonlangzeittherapie
- bei von Herz- oder Nierenerkrankungen verursachten Schwellungen
- bei Tumoren
- bei unklarem Fieber

Die Vorbereitung

Das Gelingen eines Vorhabens hängt nicht selten von Kleinigkeiten ab. Im Sport kann es an einem kleinen Bewegungsdetail »haken«, etwa wenn beim Tennis die Griffhaltung nicht stimmt. Ebenso kann das nicht passende Equipment für ein Ausbleiben des Erfolgs verantwortlich sein, zum Beispiel wenn die Laufschuhe eine halbe Nummer zu klein sind. In der Küche wiederum können das Löffelchen Salz zu viel oder zu wenig oder die falsche Temperatur des Backofens das Ergebnis der Bemühungen zunichtemachen.

Nicht anders verhält es sich bei der Anwendung der kinesiologischen Tapes. Die Basis ist immer das richtig gewählte und vorbereitete Material, das Tape. Dazu kommt die sachgemäße Vorbereitung der Hautstelle sowie natürlich die richtige Anlegetechnik, welche im dritten Kapitel ab Seite 43 jeweils genau beschrieben ist.

Hier finden Sie nun Profitipps und -tricks, die sich in der Praxis bewährt haben. Am besten ist es natürlich, wenn Sie sich das Anlegen von Tapes zunächst von Ihrem Physiotherapeuten zeigen lassen. Sicher wird er auch Ihre ersten eigenen Tapings begutachten und Ihnen wertvolle, individuell passende Tipps geben. Die gesetzliche Krankenkasse zahlt diese Leistungen bisher allerdings nicht, besprechen Sie die Kosten mit Ihrem Therapeuten.

Das richtige »Werkzeug«

Verwenden Sie zum Schneiden der Tapes unbedingt eine gute Schere, am besten eine professionelle Schneiderschere, siehe Foto Seite 26. Die kleine Investition lohnt sich, denn es gibt beim Tapen nichts Ärgerlicheres als eine nicht optimal schneidende Schere, die noch dazu das Tapegewebe einreißen oder ausfransen lässt. Tun Sie sich also selbst den Gefallen, wenn Sie lange Freude am Tapen haben wollen!

Vorbereitung der Haut

Achten Sie darauf, dass die zu behandelnde Hautpartie sauber, trocken und möglichst fettfrei ist. Reinigen Sie die Haut mit einem Waschlappen und milder Seife und trocknen Sie sie gut ab. Natürlich sollten Sie die Haut auch nicht kurz vor dem Tapen eincremen oder anderweitig behandeln.

Außerdem kleben die Tapes sehr schlecht auf stark behaarten Stellen, deshalb sollten Sie die Haare möglichst mit einer kleinen Schere, etwa einer scharfen Nagelschere, entsprechend kürzen. Rasieren sollten Sie die Haut nicht unmittelbar vor dem Tapen, denn das verursacht immer kleinste Hautschäden, welche sich unter dem Tape entzünden können! Ideal ist es, wenn Sie die Haare zwei Tage, bevor Sie tapen, abrasieren.

Hilfe eines Partners

Bei einigen Anwendungen wird es schwierig werden oder unmöglich sein, die Tapes allein korrekt aufzutragen, zum Beispiel am Rücken oder Po. Hier sind Sie auf die Hilfe eines Partners angewiesen – ob Lebensgefährte oder Sportpartner, der dann auch gleich etwas dazulernt.

Ablösen der Tapes

Um kleine Hautverletzungen zu vermeiden oder auch Schmerzen beim Ablösen, empfiehlt es sich, die abzulösenden Tapes zunächst mit Wasser zu durchnässen, etwa unter der Dusche, und die Feuchtigkeit dann einige Minuten lang einwirken zu lassen. Danach lassen sich die Tapes meist mühelos entfernen. Sollten Sie dennoch oft Probleme beim Ablösen haben, können Sie vor dem Duschen noch ein wenig hautfreundliches Öl auf das Tape auftragen. Nach rund fünf Minuten Einwirkzeit können die Streifen dann unter warmem Wasser langsam abgezogen werden.

Reißen Sie die Tapes niemals schnell herunter, so wie man das gern mit Wundpflastern macht: Dies kann kleine Hautverletzungen und Irritationen verursachen, die nicht zuletzt das Erneuern der Tapes zunächst ausschließen.

VORZEITIGE ABLÖSUNG

Sollte sich das Tape vorzeitig lösen, kann das zum einen daran liegen, dass die Haut nicht ausreichend gut vorbereitet wurde ▸ siehe Seite 28. Zum anderen kann der Zuschnitt der Streifen ▸ siehe Seite 30 unsachgemäß

sein, oder die Aufbringung ist nicht sorgfältig erfolgt (wie Sie die Tapes richtig anbringen, lesen Sie auf Seite 30 sowie im Praxiskapitel ab Seite 43).

Gewisse Areale wie Hände und Füße sondern zudem besonders viel Schweiß ab, welcher die Klebekraft des Tape verkürzt. An den Füßen kann es helfen, dünne Socken aus Wolle oder Seide überzuziehen, welche die Feuchtigkeit sehr viel besser aufsaugen als Baumwollsocken. Sie können aber auch einen kurzen Tapestreifen quer zum Verlauf als Verstärkung aufkleben.

WICHTIG

TAPEN VOR DEM SPORT

Das Tape sollte mindestens eine Stunde vor dem Sport angelegt werden, damit es genügend Zeit hat, eine gute Verbindung mit der Haut einzugehen. Wird dies nicht berücksichtigt, kann sich das Tape durch das Einsetzen der Schweißproduktion frühzeitig lösen. Ein »Nachtapen« während des Sports ist dann häufig nicht mehr möglich.

Nach Sport, Lockerungsphase und Duschen nehmen Sie das Tape wieder ab. Es spricht aber nichts dagegen, bei Beschwerden anschließend ein frisches Tape anzulegen.

Die richtige Anlegetechnik

Auf den letzten Seiten haben Sie alles zur praktischen Vorbereitung des Tapings gelesen, nun geht es an den richtigen Umgang mit dem Tape und das sachgemäße Aufbringen auf die Haut. Denn das korrekte Anlegen der Tapes ist natürlich entscheidend für den Erfolg.

1. Abmessen der passenden Länge

1 Messen Sie den oder die Tapestreifen jeweils durch »trockenes« Anlegen, also ohne die Schutzfolie abzuziehen, exakt an der zu tapenden Stelle ab. Markieren Sie die Schnittstelle entweder durch Festhalten, mit einem Stift oder indem Sie dort einen kleinen Einschnitt setzen. Auf diese Weise haben Sie die Garantie, dass Sie jeweils einen buchstäblich exakt auf Sie zugeschnittenen Tapestreifen bekommen.

2. Abrunden der Ecken und Zuschneiden

2 Nun runden Sie vor dem Kleben den Streifen an den Enden mit der Schere ab. Dies ist ausgesprochen wichtig, denn Ecken begünstigen ein viel zu schnelles Ablösen des Tape. Für ein Y- oder X-Tape schneiden Sie nun auch die Schenkel passend zu, nachdem Sie den Tapestreifen nochmals »trocken« angelegt und die Länge der Schenkel markiert haben ▸ siehe Seite 33.

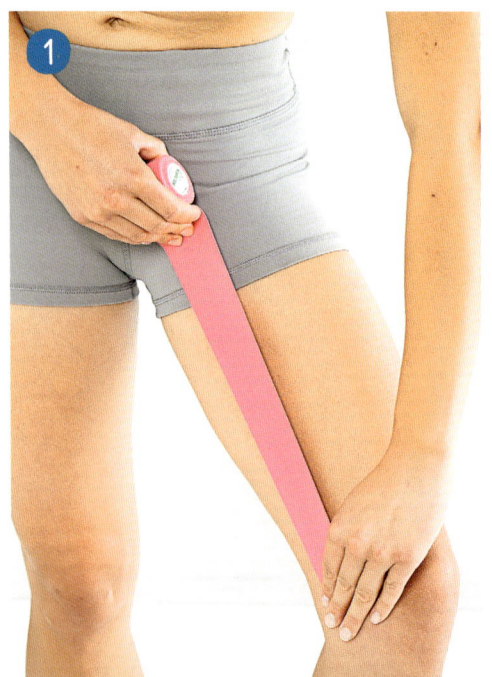

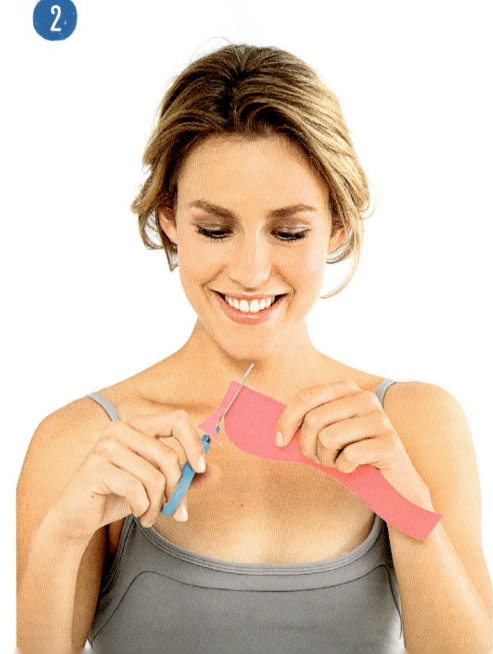

3. Papier ablösen

3 Um die Klebefläche des Tape freizulegen, reißen Sie nun ungefähr ein bis zwei Fingerbreit des Papierstreifens ein, welcher die Klebeschicht schützt. Am besten verwenden Sie dafür nur Daumen und Zeigefinger, um das elastische Gewebe möglichst wenig zu verändern.

4. Aufbringen und Stabilisieren

4 Die so entstandene Basis des Tapestreifens kleben Sie sogleich wie in der jeweiligen Anleitung beschrieben an den Anfang der zu tapenden Stelle. Den verbleibenden längeren Teil führen Sie mit Mittelfinger und Ringfinger an der Unterseite (ohne Dehnung!) über die angedachte Stelle, während Sie gleichzeitig das Tape oberhalb mit der anderen flachen Hand ausstreichen.

Zum Stabilisieren eines Bereichs wird das Tape mit Daumen und Zeigefingern auseinandergezogen, das mittig gedehnte Tapestück wird auf die vorgesehene Stelle geklebt. Dies kann zum Beispiel am Schulter- oder Kniegelenk oder im Bereich eines Rückenwirbels sinnvoll sein, wenn von dort Beschwerden ausgehen oder ein Bereich unterstützt werden soll, der durch eine zurückliegende Verletzung noch geschwächt oder empfindlich ist.

Die Tapeenden werden schließlich etwa auf den letzten zwei Fingerbreit ohne Dehnung aufgebracht und mit der flachen Hand gut ausgestrichen.

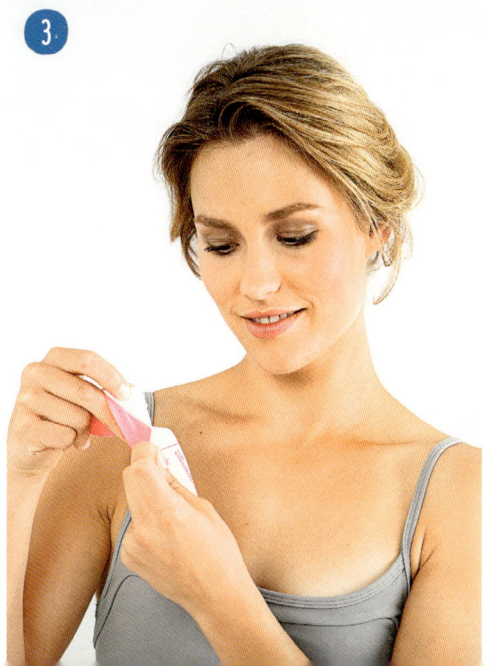

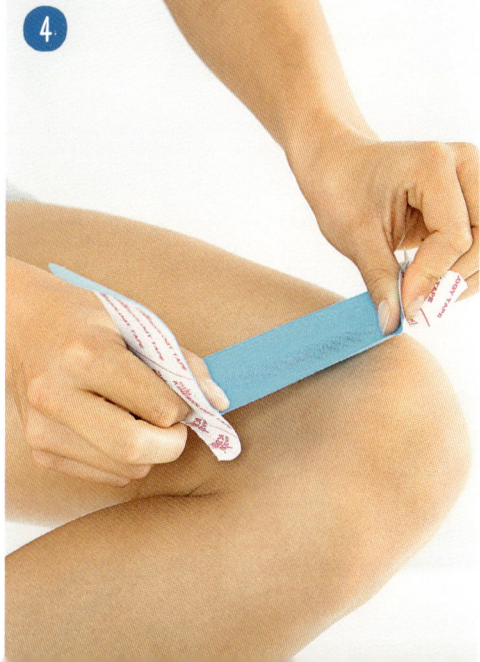

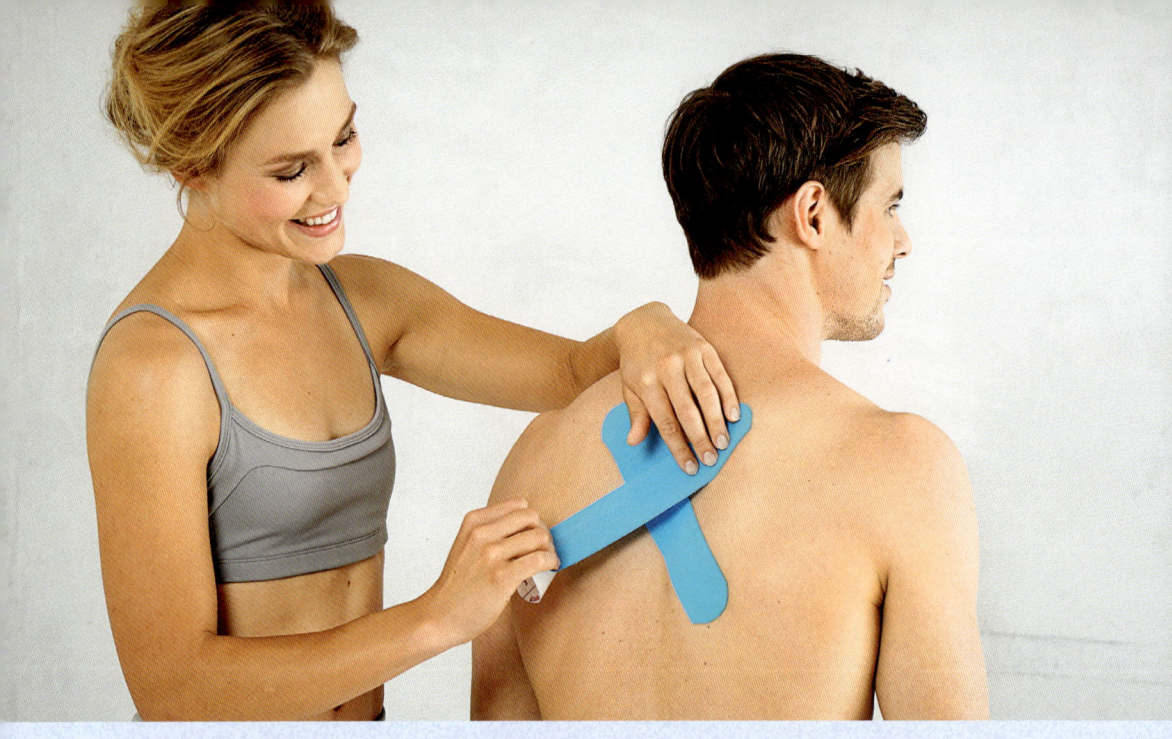

DIE ANLEGEFORMEN

Das kinesiologische Tape bietet, gemeinsam mit den Crosstapes ▸ **siehe Seite 17 f.**, eine Vielzahl von Einsatzmöglichkeiten. Um den jeweiligen Beschwerdegebieten optimal gerecht zu werden, entwickelten sich schnell spezielle Zuschnitte, Klebetechniken und differenzierte Anlagetechinken für die Tapebehandlung.
Bei den Anlagetechniken der kinesiologischen Tapes unterscheiden wir solche für

Muskeln, Sehnen, Bänder und Gelenke – also den Bewegungsapparat – von Techniken für das Blut- und Lymphsystem. Zu Beginn lernen Sie die einfachen Anlegetechniken für Ersteres kennen, nachfolgend die Techniken für die Lymphbahnen und gegen Schwellungen. Außerdem erfahren Sie auf diesen Seiten, wie Sie Nervenbahnen, Narben, Triggerpunkte, Schmerzpunkte und Muskelfaszien gezielt behandeln können.

Das Tape-Alphabet: I, Y, X

Hier sehen Sie die drei wichtigsten Anlegetechniken für Muskeln, Sehnen, Bänder und
Gelenke. In der Praxis haben sich diese drei
Formen besonders bei Störungen der Mus-
kelbalance wie auch nach Muskelverletzun-
gen bewährt. Auch kann die Gelenksposition
günstig beeinflusst werden, um einseitige Belastungen zu korrigieren und einen harmonischen Bewegungsablauf wiederherzustellen. Weitere Einsatzgebiete sind die auf den
folgenden Seiten gezeigten Spezialformen.

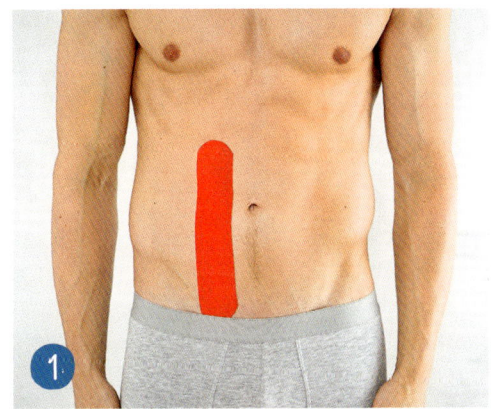

Das I-Tape

❶ Das I-Tape ist die einfachste Tapevarian-
te, es besteht aus einem zugeschnittenen
Streifen. Es wird am häufigsten verwendet.

Das Y-Tape

❷ Das Tape wird längs mittig in zwei gleich
breite Schenkel zugeschnitten, wobei eine
Basis von 2–3 cm stehen bleibt. Alle Enden
werden eigens mit der Schere abgerundet
▸ siehe Seite 30.

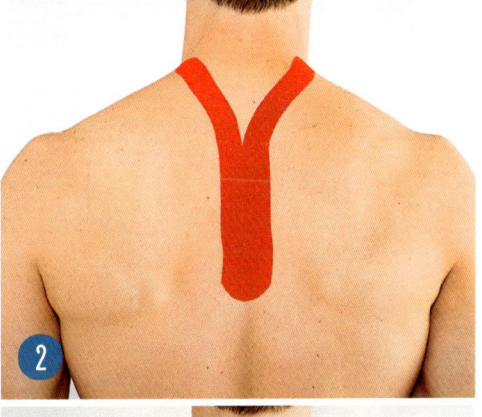

Das X-Tape

❸ Beim X-Tape (etwa für ein Sterntape)
bildet die Mitte die Basis, von beiden Enden
wird der Tapestreifen zu gleich breiten
Schenkeln zugeschnitten. Das Abrunden der
Ecken nicht vergessen! Das Tape kann auch
durch zwei I-Tapes ersetzt werden, die in
X-Form übereinandergeklebt werden.

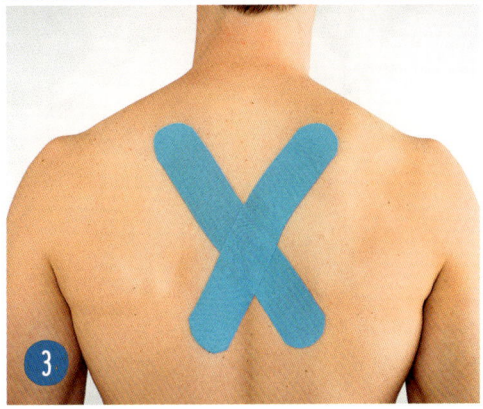

SPANNUNG AUFBAUEN ODER ABBAUEN?

Hier ist noch ein Extra für Sie:
Mit der Anlegerichtung können Sie die Wirkung des Tape zusätzlich
beeinflussen. Probieren Sie es doch einfach mal aus!

Der Entwickler der KinesioTapes™, Dr. Kenzo Kase ▸ siehe Seite 10, stellte die These auf, dass ein Muskel, der entspannt werden soll, immer von seinem Ansatz ausgehend hin zu seinem Ursprung behandelt werden sollte (siehe Bild links ❶). Bei Bereichen, die mehr Spannung benötigen, soll das Tape dagegen andersherum, vom Ursprung zum Ansatz, angelegt werden (siehe Bild rechts ❷). Dies stellt jedoch eher das i-Tüpfelchen des Tapens dar. Sollten Sie sich zumindest anfangs nicht mit Ansatz und Ursprung der einzelnen Muskeln beschäftigen wollen, so ist das kein großes Problem, auch viele Profianwender verzichten auf diese zusätzliche Feineinstellung. Sollte das Thema Sie aber interessieren, finden Sie auf Seite 120 einen Buchtipp dazu, mit dessen Hilfe Sie die entsprechenden anatomischen Gegebenheiten genauer kennenlernen können.

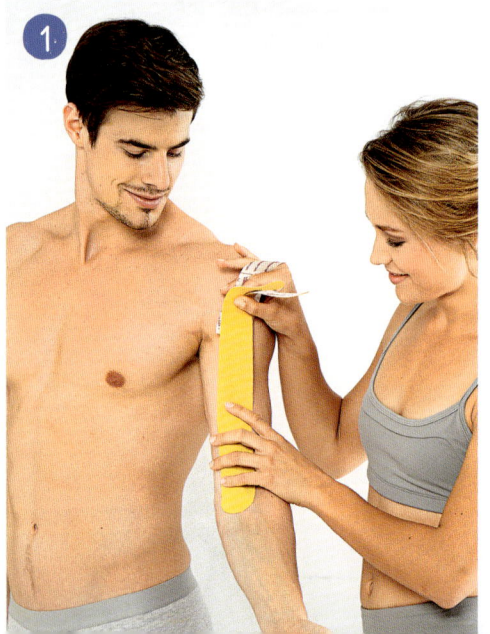

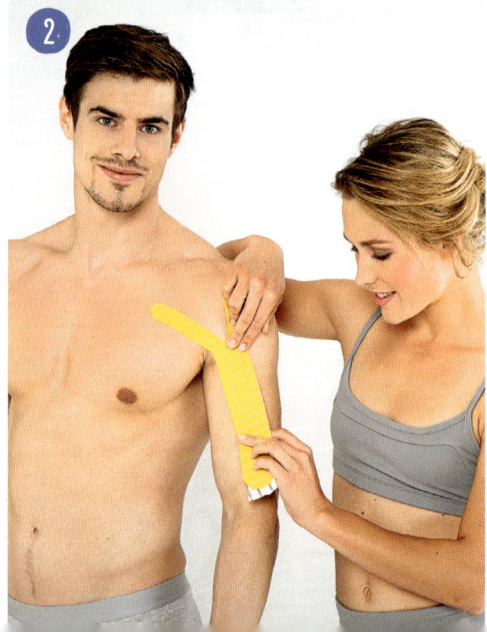

Fächertapes fürs Lymphsystem

Das Lymphsystem ist eines der bedeutendsten Systeme in unserem Körper. Es transportiert beispielsweise lebenswichtige Eiweiße und Fette aus dem Verdauungstrakt, die andernfalls nicht der Blutzirkulation zugeführt werden könnten. Weiterhin nimmt es eine tragende Rolle in unserem Immunsystem ein. Fremdstoffe und Krankheitserreger werden zu den Lymphknoten transportiert, um dort eine geeignete Immunantwort mittels Lymphozyten zu kreieren. Die so entstandenen spezifisch hergestellten Lymphozyten (Abwehrzellen) werden dem Kreislauf zugeführt und gewährleisten so, dass Keime oder Fremdstoffe in unserem gesamten Körper bekämpft werden können.

Unser Lymphsystem besteht einerseits aus dem sogenannten lymphatischen Organ, dem die Lymphknoten, das Knochenmark sowie auch die Mandeln zugehörig sind, und andererseits aus den Lymphgefäßen. Durch diese wird die aus dem Gewebe aufgenommene Lymphflüssigkeit wieder dem Blutkreislauf zugeführt.

Tapes bei Lymphknotenschwellungen

In der Praxis machen sich Probleme in diesem System häufig durch Schwellungen bemerkbar, die (in den meisten Fällen) lokal begrenzt sein können, manchmal aber auch das ganze System betreffen. Zum Beispiel ist die Schwellung nach einer Operation am Sprunggelenk oder wenn man umgeknickt ist, lokal klar begrenzt. In solchen Fällen kann durch entsprechendes Taping das Abschwellen positiv beeinflusst werden.

Im Zweifelsfall zum Arzt

Deutlich tastbare angeschwollene Lymphknoten (etwa hinter den Ohren) weisen oft auf einen harmlosen Infekt wie eine Erkältung hin, sie können aber auch Anzeichen einer schwerwiegenderen Erkrankung sein. Lassen Sie eine nicht offensichtliche Ursache bitte immer vom Arzt abklären!

DIE LYMPHGEFÄSSE

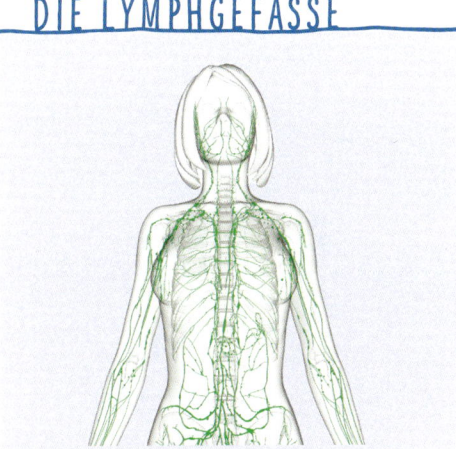

Die Lymphgefäße sind das Transportsystem der Lymphflüssigkeit, in den Lymphknoten werden Abwehrzellen produziert.

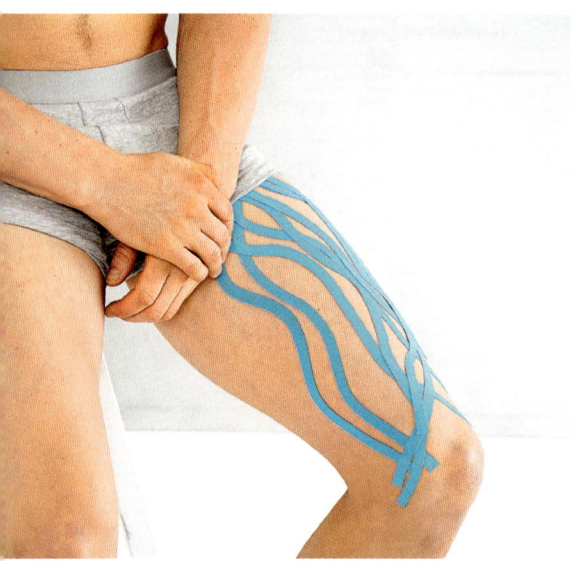

Durch ihre elastische Beschaffenheit lassen sich Tapes auch wellenförmig anbringen.

Fächertape richtig anlegen

Ein Fächertape wird hauptsächlich bei einem Lymphstau oder bei Schwellungen eingesetzt. Sie können es ohne Weiteres mit den Basistapes ▸ siehe Seite 33 kombinieren. Bei oberflächlich erhöhter Hautspannung oder bei Vernarbungen hilft es, die Elastizität wiederherzustellen.

Die Arme des Fächertape stellen Sie her, indem Sie das I-Tape auf einer Seite in der benötigten Länge in vier gleich lange und gleich breite Streifen schneiden. Eine zwei bis drei Zentimeter lange Basis sollte dabei immer stehen bleiben. Beim Anlegen achten Sie bitte auf Folgendes:

- Je gleichmäßiger und schmaler die Streifen geschnitten werden, desto besser ist die Wirkung. Sie können sich dafür an den auf der Rückseite befindlichen Markierungen orientieren.
- Bringen Sie die Hautzone, auf die das Tape geklebt wird, auf Spannung, indem Sie gegebenenfalls das nahe liegende Gelenk beugen beziehungsweise die in der Anleitung angegebene Ausgangsposition einnehmen.
- Sie verstärken die Wirkung, indem Sie den Fächer in Wellenform anbringen. Das braucht etwas Geduld und Übung, lohnt sich aber sehr!
- Achten Sie darauf, dass keine Falten im Tape sind. Dies ist immer wichtig, doch beim Fächertape entstehen störende Falten besonders gern.
- Sollten Sie das Fächertape mit einem Muskeltape kombinieren wollen, bringen Sie immer zuerst das Fächertape an.
- Da der Abfluss der Lymphflüssigkeit immer Richtung Lymphknoten erfolgt, sollten diese auch intakt und funktionsfähig (also beschwerdefrei und nicht verdickt) sein. Der Fächer wird dann von oben nach unten geklebt, also vom oberen zum unteren Knoten.
- Bei erkrankten (zum Beispiel schmerzhaft angeschwollenen) oder bei entfernten Lymphknoten wird das Tape in Richtung des nächsten funktionstüchtigen Knotens angelegt.

Tapes im Nervenverlauf

Nerven sind Strukturen, die sich aus zahlreichen gebündelten Nervenfasern und dem sie umhüllenden Bindegewebe zusammensetzen. Sie leiten Reize an das Gehirn weiter. Man unterscheidet zwischen dem zentralen, nicht willentlich beeinflussbaren Nervensystem (Gehirn plus Rückenmark) und dem peripheren Nervensystem, welches eine bewusste Bewegung ermöglicht.

Hauptsächlich die peripheren Nerven in Armen und Beinen können hervorragend mit Tapes behandelt werden, hier sind etwa Ischiasprobleme und das Karpaltunnelsyndrom im Unterarm zu nennen. Dabei versucht man, die Gleitfähigkeit zwischen dem Nerv und den umliegenden Strukturen (Faszien und Bindegewebshülle) zu verbessern. Die beiden wichtigsten Tapes im Nervenverlauf finden Sie im Praxiskapitel auf den Seiten 58 und 78.

Ein reines Nervenproblem kommt selten vor. Meist sind umliegende Strukturen mit betroffen. Daher wird das Nerventape gerne mit Lymph- und Muskeltapes kombiniert.

INFO

TRIGGERPUNKTE

Diese Punkte auf der Muskulatur verfügen über eine erhöhte Reizbarkeit auf Zug oder Druck. Sie können lokale Beschwerden machen, strahlen aber zumeist in andere Körperregionen aus und können dort Schmerzen verursachen, die oft chronisch werden. Man spricht von *referred pain*, von übertragenen Schmerzphänomenen. Sollten Sie an länger anhaltenden Schmerzen leiden, fragen Sie Ihren Therapeuten nach einem möglichen Zusammenhang mit Triggerpunkten. Für ihre Behandlung eignen sich besonders die Crosstapes, die direkt auf die Triggerpunkte geklebt werden. Zusätzlich kann ein Muskel- oder Nerventape angebracht werden, bei flächigen Schmerzen auch ein Lymphtape.

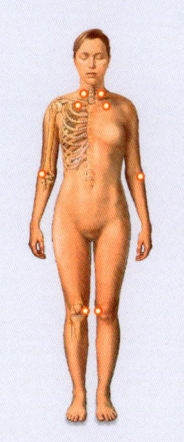
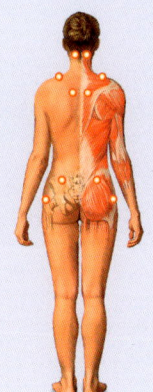

Faszientapes

Unsere Faszien sind flexibles Gewebe – sogenanntes Bindegewebe, welches unsere Muskeln, Nerven und Organe umgibt. Wenn Sie in Ihrer Küche gelegentlich Fleisch zubereiten, kennen Sie das Aussehen und die Beschaffenheit der Faszien: Es handelt sich dabei um die dünne Haut, die im Fleisch einzelne Muskelstränge umgibt. So störend, wie viele sie im Essen empfinden, so unbedeutend waren sie lange in der medizinischen Lehre. Auch in der Therapie befand man sie als weniger wichtig und konzentrierte sich vor allem auf die Muskelstrukturen. Denn bisher ging man davon aus, dass sich bei Muskelaktivität schlicht die Muskelfasern verkürzen, die dabei entstandenen Kräfte über die Sehnen auf Knochen übertragen und so unsere Gelenke bewegt werden.

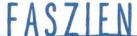

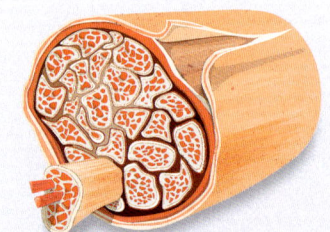

Faszien umhüllen alle Muskelfasern, Muskelfaserbündel (Bild) und den ganzen Muskel.

Bei langsamen, gleichbleibenden Bewegungen wie etwa beim gemächlichen Fahrradfahren trifft dieses Modell der Kraftübertragung auch nach wie vor zu, ganz anders verhält es sich allerdings bei elastischen, federnden Bewegungen.

Das Känguru und die Faszien

Haben Sie sich auch schon einmal gefragt, wie es möglich ist, dass ein relativ kleines Tier mit scheinbar wenig Muskulatur dennoch ungeheure Sprungkraft und Schnelligkeit entwickeln kann? Das Rote Känguru zum Beispiel kann in einem Satz über zehn Meter weit und drei Meter hoch springen! Aber auch unsere Hauskatzen überraschen uns zuweilen mit spontanen hohen Freudensprüngen aus dem Stand.

Wie das möglich ist, fragten sich auch Wissenschaftler, denn nur durch Muskelanspannung und die damit verbundene Kraftentfaltung ließe sich die enorme Sprungkraft der Kängurus nicht erklären. Im Jahr 1998 entdeckten zwei Wissenschaftler den sogenannten »Katapult-Mechanismus«. Dieser ermöglicht es, durch das starke Vorspannen von Sehnen und Faszien und das darauffolgende gezielte Loslassen die gespeicherte Energie in gewaltige Sprünge umzuwandeln – ähnlich wie bei einem stark gedehnten, dann losgelassenen Gummiband. Dabei verändert sich die Länge der Muskelfasern kaum, gleichzeitig katapultieren Sehnen und Faszien den Körper in die Luft.

Eine geniale »Konstruktion«

Das Wort »Faszie« stammt aus dem Lateinischen und bedeutet so viel wie »Bündel«. Faszien bestehen im Wesentlichen aus Wasser und Kollagen (einem Eiweißbaustein) und verweben sich zu Taschen, Beuteln, Umhüllungen und Strängen.

Faszien durchziehen unseren gesamten Körper, von oben nach unten, von außen nach innen, von vorn nach hinten. Sie enden nicht etwa wie die Muskeln nach einer verhältnismäßig kurzen Strecke, sondern können sehr lange Strecken durch unseren Körper zurücklegen.

Anatomisch werden oberflächliche, tiefe und viszerale (im Organbereich befindliche) Faszien unterschieden. Die oberflächlichen Faszien befinden sich in der Unterhaut, die tiefen umschlingen und durchdringen Muskeln, Knochen, Nervenbahnen und Blutgefäße, in die viszeralen Faszien sind unsere Organe geschützt eingebettet und werden zudem in ihrer Position gehalten.

Die hohe Dichte an Rezeptoren und Nervenfasern innerhalb der Faszien ermöglicht es diesem System, eigenständig Reize aufzunehmen und darauf zu reagieren.

Sicher trägt dies auch zur Erklärung bei, warum sich Schmerzen im Körper fortsetzen können und nicht immer dort auftreten, wo auch die Ursache entstand, siehe auch Kasten Seite 37.

Für Therapeuten eröffnen sich hier neue Wege, auch untypische, lang anhaltende Schmerzen neu zu erklären und ihre Ursache tatsächlich finden und behandeln zu können. Ebenso kann das Zusammenspiel von Muskeln und Nerven verbessert werden. Die Möglichkeiten von Diagnose und Therapie sind noch lange nicht ausgeschöpft.

Auf Training angewiesen

Faszien verfügen über eine enorme Anpassungsfähigkeit. Das bedeutet auch: Mit steigender Anforderung und Belastung nimmt automatisch ihre Festigkeit zu. Durch das alltägliche Gehen auf zwei Beinen gewinnt zum Beispiel die Außenseite unserer Oberschenkelfaszie spürbar an Festigkeit. Wissenschaftliche Versuche haben gezeigt: Wenn wir, statt viel zu Fuß zu gehen, täglich mehrere Stunden auf einem Pferd verbringen, werden die an der Innenseite der Oberschenkel liegenden Faszien deutlich stärker ausgeprägt.

Faszien reagieren also auf wiederkehrende Beanspruchungen und verändern ihre Länge, Stärke und Gleitfähigkeit. Dies machen die sogenannten Fibroblasten möglich, spezielle Bindegewebszellen, die das Fasziennetzwerk den täglichen Belastungen anpassen, neue Vernetzungen kreieren und verletzte Strukturen wieder aufbauen. Sie erhalten jedoch erst durch Bewegung den Impuls, zielgerichtet am Fasziennetzwerk zu weben. Bewegungsmangel führt zum »Verfilzen« des Fasziengewebes und damit zu schmerzhaften Einschränkungen.

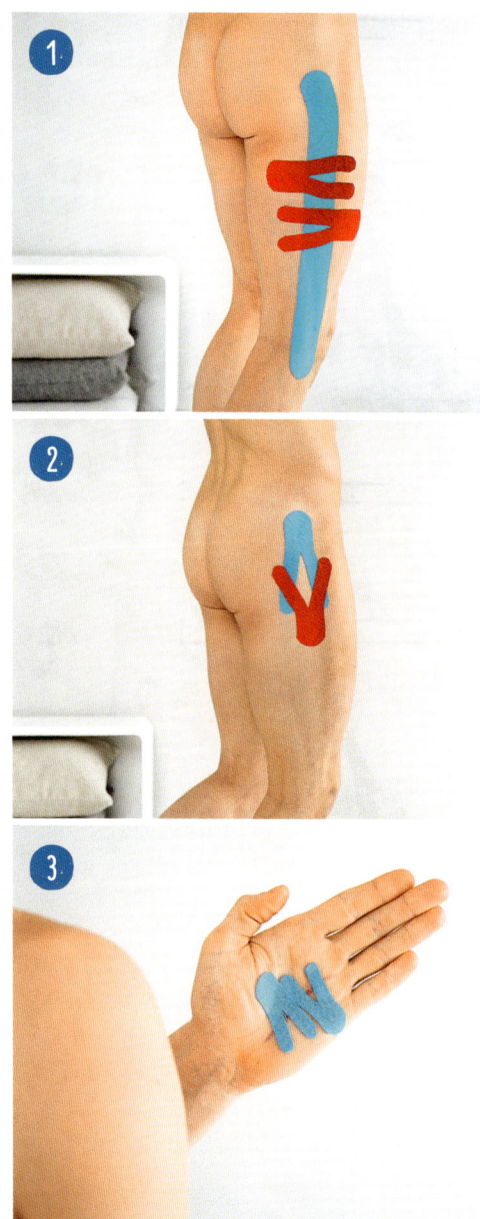

Faszien und Tapen

Gerade nach Verletzungen oder in Phasen starker Schmerzen sollte aus den auf Seite 39 genannten Gründen versucht werden, die Strukturen in Bewegung zu halten. Das kinesiologische Tape mit seinen positiven Eigenschaften hilft häufig in kürzester Zeit, die überlasteten Strukturen wieder besser bewegen zu können. Dadurch können Fibroblasten ihr »Netz« physiologisch weiterweben und negative Auswirkungen wie Verklebungen (auch der Nerven) oder Gelenksteifheit verhindern oder deutlich reduzieren.

Da Fibroblasten ihre Aktivität durch Wärme erhöhen, hilft neben Bewegung auch zugeführte Wärme, etwa durch eine Wärmflasche, die auch auf eine Tapeanwendung aufgelegt werden kann.

Beim Tapen wird die Faszientechnik bei verklebten Muskeln oder Faszien und Sehnenproblemen angewandt. Ziel ist es, Haut, Unterhaut, Faszien und Muskulatur zueinanderzuschieben. Das Tape wird mit maximaler Spannung auf die Haut geklebt, was das Gewebe entlastet.

Für die Anlage verwenden Sie Y-Tape und I-Tape ❶ oder zwei Y-Tapes ❷, ❸, die quer über den Muskelbereich geklebt werden. So tragen sie dazu bei, dass verletzte Muskelfasern sich wieder gut an den Ursprungsbereich anheften können. In verhärteten Muskelbereichen regen sie die Durchblutung an, was die Lockerung und Entspannung unterstützt.

Narbentapes

Auch wenn die Bildung von Narben zum natürlichen Heilungsprozess von Hautverletzungen oder verletztem Gewebe dazugehört, können sie zu erheblichen Problemen führen. Narben sind häufig fester, dicker, härter, empfindlicher oder auch gefühlloser als die umliegende Haut. Sie können feuerrot oder besonders blass sein.

Von den kosmetischen Beeinträchtigungen einmal abgesehen, können sie uns lokal auch in unserer Beweglichkeit einschränken und die Verschieblichkeit der Haut gegenüber den nebenan und darunterliegenden Strukturen negativ beeinflussen. Gerade gelenknahe Narben führen nicht selten auch zu Einschränkungen in der Beweglichkeit des Gelenks.

Neben diesen direkt sichtbaren und lokal spürbaren Einflüssen können Narben auch Störfelder auslösen, wenn sie beispielsweise auf Verläufen von Meridianen, Faszienbahnen oder anderen wichtigen reflektorischen »Kanälen« liegen. Dabei geht man davon aus, dass bereits kleine Narben zu einer Störung des Energieflusses führen können. Besonders häufig treten Narben durch Mandelentfernung, Blinddarmentfernung oder nach einem Kaiserschnitt als Störfelder in Erscheinung. Alle äußerlichen Narben können sehr gut mittels kinesiologischer Tapes mit der Faszientechnik (siehe linke Seite) behandelt werden.

Das Taping bei Narben

Das Prinzip bei Narben ist ähnlich wie bei den Faszien, man versucht, die Gewebespannung mittels des Tape zu verringern und die Elastizität sowie die Verschieblichkeit der Haut wiederherzustellen.

Sehr kleine Narben werden mit Crosstapes versorgt ❹, kleine Narben gitterförmig mit klein zugeschnittenen I-Tapes, bei größeren können Sie auch Y-Tapes verwenden, deren Schenkel längs und quer zu der Narbe verlaufen. Sehr oberflächliche Narben können außerdem mittels Fächertape ▸ siehe Seite 35 versorgt werden.

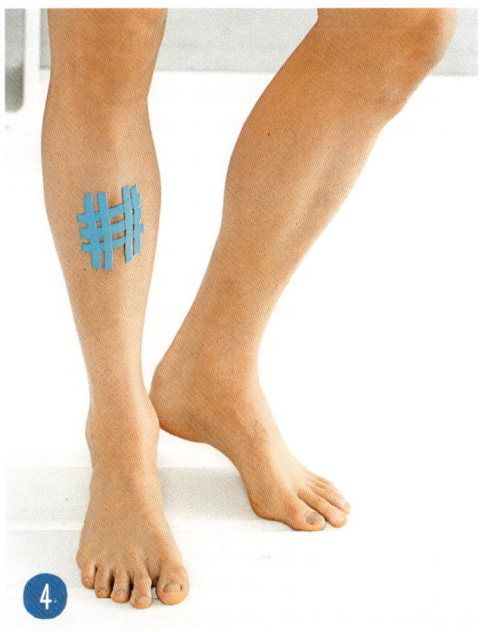

❹

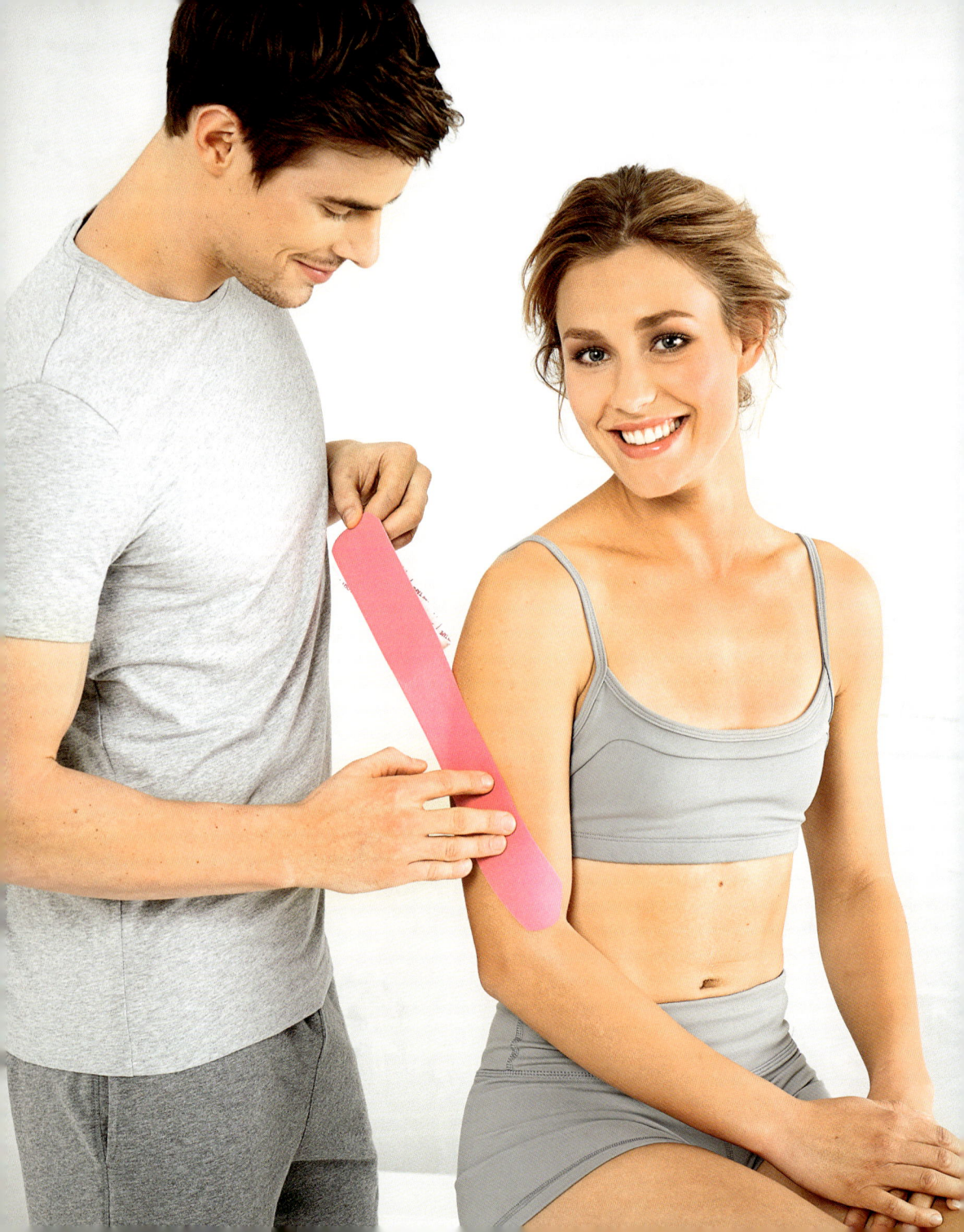

TAPES VON KOPF BIS FUSS

NUN KANN ES RICHTIG LOSGEHEN! IN DIESEM KAPITEL FINDEN SIE IN TEXT UND BILD ALLE WICHTIGEN TAPE-ANWENDUNGEN UND -KOMBINATIONEN FÜR DEN GANZEN KÖRPER UND FÜR DIE HÄUFIGSTEN BESCHWERDEN.

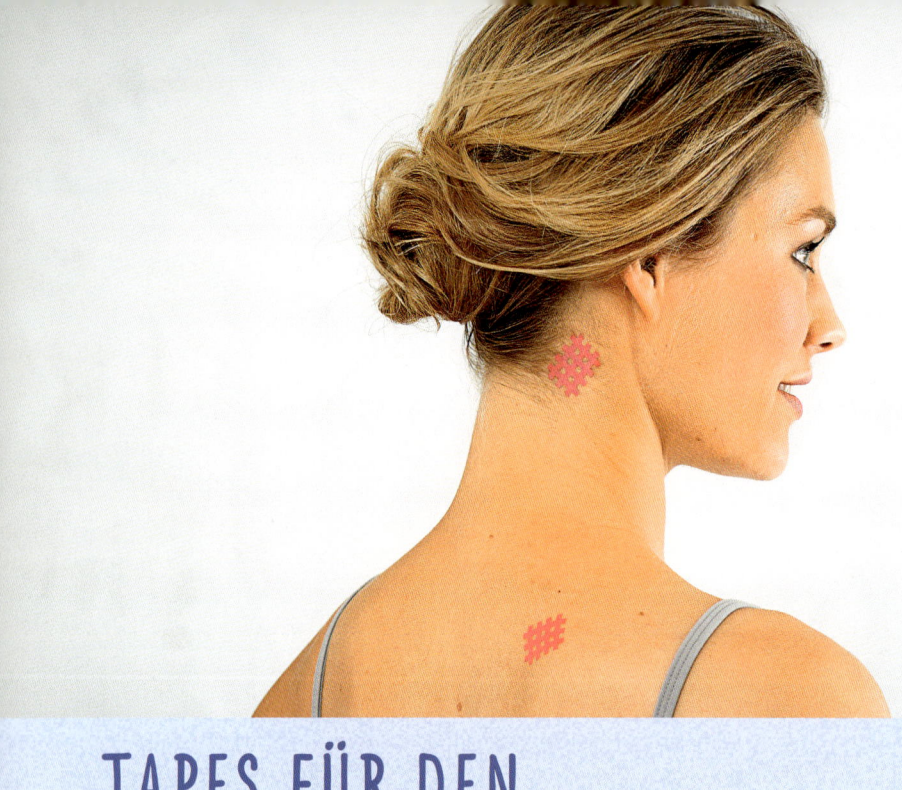

TAPES FÜR DEN BEWEGUNGSAPPARAT

In der Einleitung haben Sie gelesen, dass der Ursprung des kinesiologischen Tapens muskulär-orthopädischer Natur ist. Hier können wir auf umfassende Erfahrungswerte zurückgreifen ▸ **siehe Seite 14**. Lokal begrenzte Beschwerden und Verletzungen lassen sich so wunderbar gezielt angehen. In diesem Kapitel zeige ich Ihnen, bei den Füßen beginnend nach Körperbereichen sortiert, die bewährtesten Anwendungen.

Möglichkeiten und Grenzen

Bei immer wiederkehrenden Verletzungen und Schmerzen können die Tapes unterstützend eingesetzt werden, jedoch muss zunächst die Ursache gefunden werden, um Folgeschäden zu vermeiden. Ähnliche Symptome können unterschiedliche Auslöser haben. Erst die Untersuchung durch Arzt oder Therapeut liefert den richtigen Ansatz.

Ein häufig anzutreffendes Beschwerdebild ist beispielsweise die Verspannung, das Ziehen oder ein gezerrtes Gefühl in der Oberschenkelrückseite. Es ist besonders im Laufsport sowie auch bei laufintensiven Sportarten wie beim Fußball sehr verbreitet. Lokal betrachtet eine scheinbar normale muskuläre Problematik, bei genauerem Hinsehen kann aber eine vorherige, auch lange zurückliegende Verletzung einen Beckenschiefstand verursacht haben, der noch nicht behoben ist und damit die Statik und die Muskulatur negativ beeinflusst. Liegt dieser Beckenschiefstand schon eine geraume Zeit vor, kann das auch Statikveränderungen im Rücken mit Nervenreizungen bis hin zu Bandscheibenvorfällen auslösen. In diesem Fall löst also die Bandscheibe, durch ihren Druck auf Nerven, das Ziehen im Oberschenkel aus. Hier sollte, nach einer genauen Untersuchung, erst der Bandscheibenvorfall auskuriert werden, der Beckenschiefstand behoben und die eventuell verkürzte Muskulatur gedehnt und zu schwache Muskelabschnitte gekräftigt werden. Ein Tape kann hier zunächst nur die Ursachentherapie unterstützen.

Die Beschwerden beobachten

In der Regel können Sie davon ausgehen, dass Beschwerden, die sich gut mit dem elastischen Tape behandeln lassen, spätestens nach drei bis fünf Tagen der Anwendung deutlich abklingen. Sollte das nicht der Fall sein, suchen Sie bitte einen Arzt oder Therapeuten auf, um der Ursache auf den Grund zu gehen. Gleiches gilt wie bereits angesprochen für immer wiederkehrende Symptomatiken.

Klug kombinieren

Auf den folgenden Seiten lernen Sie die einzelnen Tapeanlagen nach Muskelabschnitten kennen. Oftmals sind je nach Art der Beschwerde auch Kombinationen sinnvoll, die ebenfalls gezeigt werden. So kann auch bei komplexeren Beschwerdebildern der Heilungsprozess effektiv unterstützt werden. Bei unserem gerade angesprochenen Praxisbeispiel würde man etwa zusätzlich zum Oberschenkel auch den Becken-Rücken-Bereich tapen. So kann die Bandscheibe besser regenerieren und das neu ausgerichtete Becken bekommt den noch nötigen Halt.

TIPP

BEIDSEITIG TAPEN?

Wenn Sie nur auf einer Körperseite Beschwerden haben, legen Sie das kinesiologische Tape nur dort an. Die Crosstapes werden dagegen immer beidseitig angelegt.
Wenn Sie kinesiologische Tapes und Crosstapes kombinieren, bringen Sie immer zuerst die Crosstapes an.

FUSS- UND WADENSCHMERZEN

Einschränkungen durch Schmerzen und Schwäche im Fuß- und Wadenbereich führen zu erheblichen Bewegungseinschränkungen und weiteren Fehlbelastungen. Unternehmen Sie früh etwas!

Häufig entstehen Beschwerden im Bereich von Fuß und Wade durch sportliche Überlastung, zum Beispiel nach längeren Läufen (typisch: nach einem Halbmarathon oder Marathon) oder auch nach Wanderungen. Immer wiederkehrende gleiche Bewegungen wie etwa beim Joggen, gepaart mit einer hohen Dauer der Belastung, begünstigen eine Überlastung der Fußsehnen. Nicht selten führt dies zu Mikroverletzungen, die bei nicht adäquater Behandlung sogar einen Sehnenanriss oder -abriss zur Folge haben.

DIE BASIS: DAS ACHILLES-SEHNENTAPE

Das Tape gibt der großen und wichtigen Sehne Halt und unterstützt die Wadenmuskulatur. Dadurch können auch Beschwerden im Fuß, etwa im Fußgewölbe oder an der Außenseite der großen Zehe, gelindert werden. Die Abrollbewegung findet wieder bewusster und korrekter statt. Dies kräftigt die Waden- und Fußmuskulatur insgesamt, sodass auch Beschwerden sich bessern, die durch Spreiz-Senk-Füße verursacht werden.

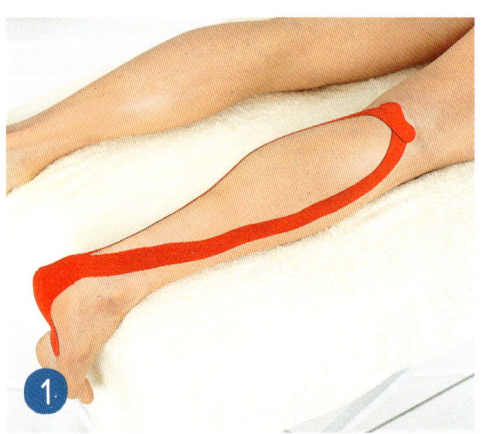

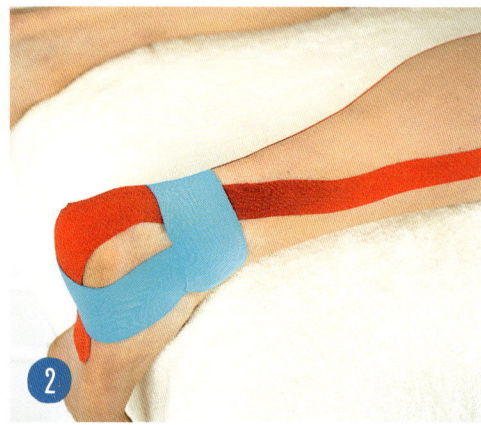

Hilft bei:

- Schmerzen in der Wade, Wadenkrämpfe
- Beschwerden in der Achillessehne oder an ihrem Ansatz an der Ferse
- Schmerzen in Fuß oder Ferse
- Fersensporn

Was sonst noch hilft:

- Übungen zum Dehnen der Wadenmuskeln
- Kräftigung der Fuß- und Wadenmuskulatur durch spezielle Gymnastik, etwa Aufheben eines Bleistifts mit den Zehen, Gehen auf Fersen und Zehenspitzen
- Einnahme eines hochwertigen Magnesiumpräparats

Das Anlegen:

- Sie benötigen drei Tapestreifen: ein langes Y-Tape von der Mitte der Fußsohle bis zur Kniekehle sowie zwei kürzere I-Tapes.
- Sie liegen auf dem Bauch auf Bett, Liege oder Sofa, Ihr Fuß hängt herunter. Zur Vordehnung ziehen Sie den Vorfuß zirka 30 Sekunden Richtung Knie, dabei sollten Sie die Dehnung spüren.
- ❶ Kleben Sie die Basis des Y-Tape auf die Mitte der Fußsohle, die beiden zugeschnittenen Schenkel entlang der Wadenmuskulatur bis in die Kniekehle.
- ❷ Das eine I-Tape legen Sie mittig an der Ferse beginnend an, das zweite wird quer über die Achillessehne geklebt, sie treffen sich am Knöchel.

ERGÄNZUNG 1 & 2: LWS-TAPE UND KREUZBEIN-STERNTAPE

- ❸ Das Tape für die Lendenwirbelsäule wirkt auf reflektorischem Wege gegen ▸ siehe Seite 62.
- ❹ Das Kreuzbein-Sterntape ▸ siehe Seite 63 kann die Wirkung des LWS-Tape noch zusätzlich unterstützen.

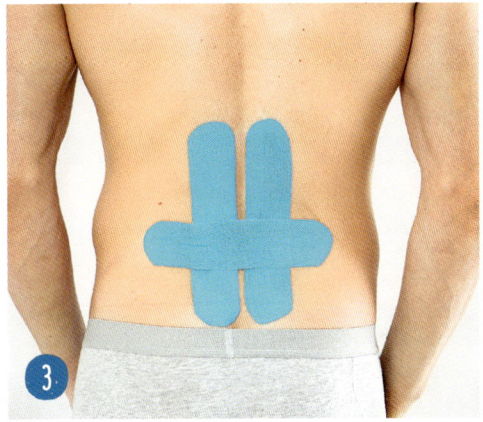

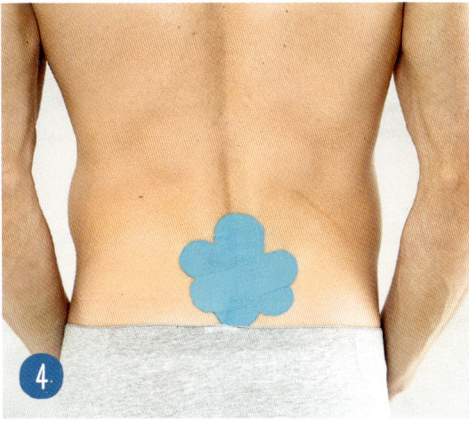

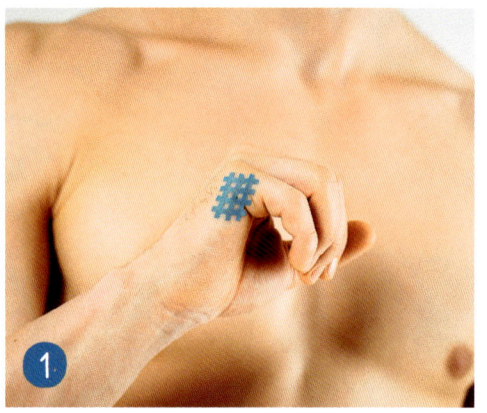

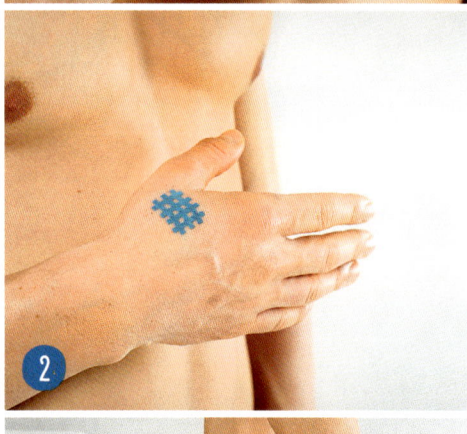

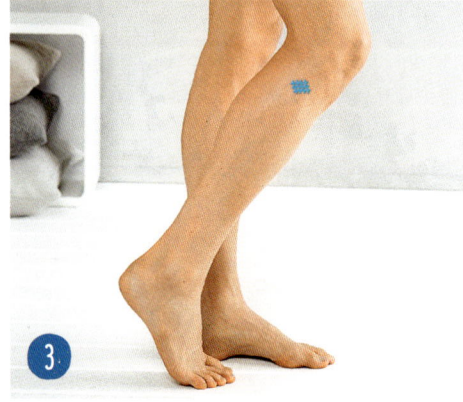

ERGÄNZUNG 3: CROSSTAPE-KOMBINATION BEI SCHMERZEN

Zusätzlich zu den gewählten kinesiologischen Tapes von Seite 46 und 47 können Sie bei Schmerzen im Bereich von Fuß und Wade auch noch die folgende Kombination von Gittertapes beidseitig aufbringen. Alles zur Wirkung und richtigen Anwendung der kleinen wirkungsvollen Helferchen für die Akupunkturpunkte haben Sie bereits ab Seite 17 gelesen.

- ❶ Dü3: Der Punkt Dünndarm 3, in der Meridianlehre Go Kei genannt (»hintere Furche«), liegt an der Handkante, seitlich unterhalb des Kleinfingergelenks – genau dort, wo sich eine weiche Hautfalte bildet, wenn Sie die Hand zur Faust schließen. Bei der hier gezeigten Anwendung ist vor allem seine krampflösende Wirkung interessant.
- ❷ Di4: Der Punkt Dickdarm 4 heißt in der Meridianlehre Go Koku (»Bergen begegnen«). Er liegt auf der »Schwimmhaut« zwischen dem Daumen und dem Zeigefinger, er wird »Meister des Schmerzes« genannt, da seine Behandlung bei verschiedenen starken Schmerzen (etwa auch Zahnweh und Kopfweh) wirksam ist.
- ❸ Gb34: Der Punkt Gallenblase 34 (Yo Ryo Sen, »Yang-Mundquelle«) liegt seitlich in der gut spürbaren knochigen Vertiefung unterhalb der Kniescheibe, er hat sich ebenfalls bei der Behandlung von Schmerzen bewährt.

ERGÄNZUNG 4: CROSSTAPE-KOMBINATION BEI KRÄMPFEN

Zusätzlich zu den kinesiologischen Tapes von Seite 46/47 können Sie bei immer wiederkehrenden Krämpfen in den Waden, aber auch im Bereich der Füße die folgende Crosstape-Kombination aufbringen (Anwendung siehe ab Seite 17).

- **4** Gb34, Ma36: Der Punkt Gallenblase 34, Yo Ryo Sen, liegt seitlich am Knie, in der Vertiefung des Wadenbeinköpfchens. Seine Behandlung wirkt schmerzlösend. Der Punkt Magen 36, Ashi San Ri, liegt am Kniegelenk: Wenn Sie an der äußeren Schienbeinkante nach oben streichen, spüren Sie kurz unterhalb des Kniegelenks eine Erhöhung. Ma36 liegt ein Fingerbreit seitlich davon. Seine Behandlung hat eine entspannende Wirkung.

- **5** Bl57: Der Punkt Blase 57, Shyo Zan, liegt im Winkel zwischen den beiden Wadenmuskeln. Seine Behandlung hilft bei Muskelkrämpfen, auch bei Ischiasbeschwerden und müden Beinen.

- **6** Le3: Der Punkt Leber 3, Tai Tshu, liegt auf dem Fußrücken. Streichen Sie die Furche zwischen erstem und zweitem Mittelfußknochen nach oben, so spüren Sie im vorderen Fußdrittel eine Mulde. Leber 3 wird »Meisterpunkt für Krämpfe« genannt, seine Behandlung hilft bei Muskelkrämpfen wie bei Sehnenkontrakturen. Man sagt, er gebe dem Menschen Wurzeln und Halt unter den Füßen.

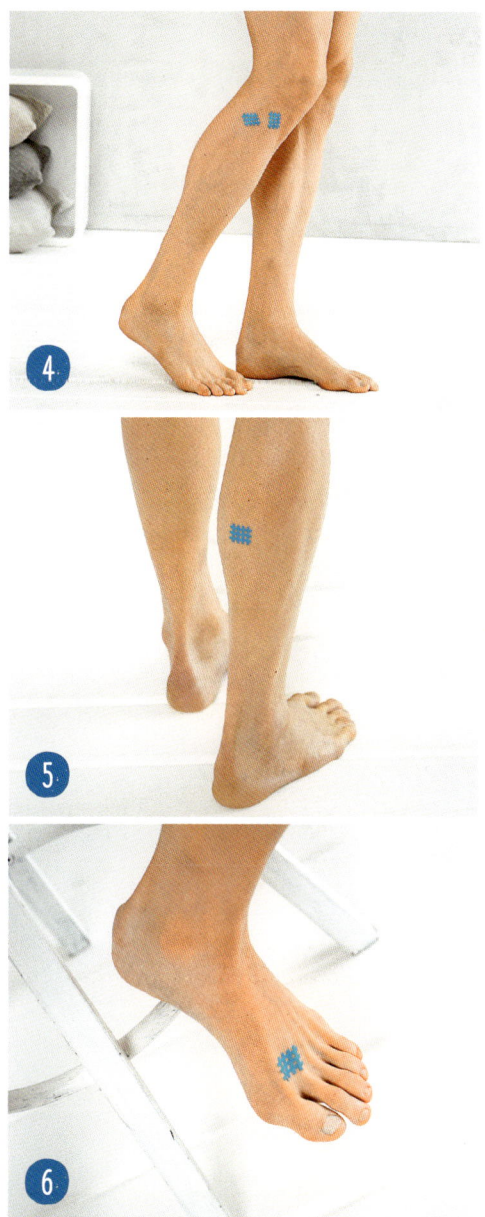

BESCHWERDEN IM KNIEBEREICH

Die Knie sind unsere am meisten belasteten Gelenke.
Bewahren Sie sie vor Verletzungsfolgen und Verschleiß!

Wichtig: das Gelenk in Bewegung halten! Nur so wird es zur Produktion des natürlichen Gleitfilms angeregt, der die Versorgung mit Nährstoffen für das Knorpelgewebe sicherstellt. Doch wie soll man sich bewegen, wenn einen etwa bei einer Abnutzung (Arthrose) Schmerzen plagen?

DIE BASIS: DAS KNIETAPE

Genau hier setzt das Tape an! Es stabilisiert, hilft, angestaute Flüssigkeit abzuleiten, und sorgt für eine »runde« Bewegung.

Hilft bei:
- zentralen Kniebeschwerden
- Beschwerden an der Knie-Innenseite

Was sonst noch hilft:
- Dehnen der knieumgebenden Muskeln
- Koordinationstraining fürs Kniegelenk
- Radfahren in der Ebene
- Bei Schwellung: Retterspitzauflagen

Das Anlegen:
- Sie brauchen ein Y-Tape mit ca. 6 Zentimeter langer Basis und zwei I-Tapes.
- Sie liegen auf dem Rücken und beugen das zu tapende Knie bis 90 Grad an.
- **1** Kleben Sie die Basis des Y-Tape auf den mittleren Teil des Oberschenkelmuskels. Die Schenkel kleben Sie links und rechts um die Kniescheibe, sie treffen sich überlappend an der Kniespitze.
- **2** Die I-Tapes beginnen an der Basis des Kniegelenks, ziehen links und rechts an der Kniescheibe vorbei und treffen sich überlappend über dem Knie.

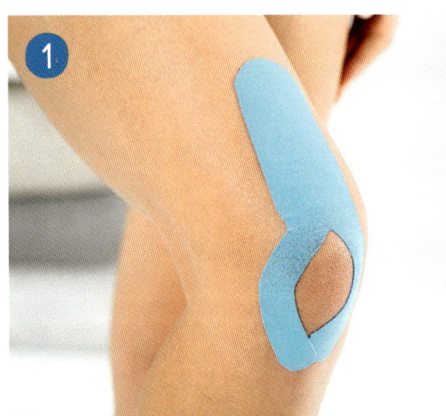

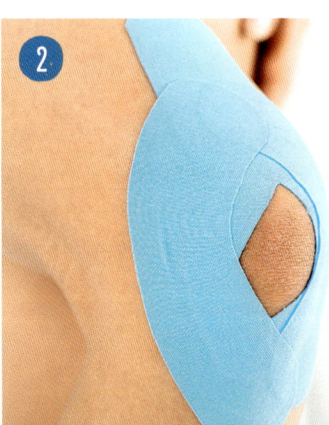

ERGÄNZUNG 1: KOMBINATIONSTAPE FÜR DIE OBERSCHENKELINNENSEITE

Die Muskeln der Oberschenkelinnenseite (Adduktoren) ziehen von der Hüfte bis zum Knie. Über Jahre vernachlässigte Dehnung bewirkt, dass die Muskulatur, die eigentlich das Kniegelenk schützen soll, zum »Schraubstock« wird. Das kann bis zur Schädigung des Innenmeniskus führen. Das Tape reduziert die Spannung und so die Druckbelastung im Gelenk.

Hilft zusammen mit dem Knietape bei:
- innenseitig liegenden Knieschmerzen
- Hüftschmerzen

Was sonst noch hilft:
- warme Umschläge, wärmende Kleidung
- Dehnung der Adduktoren und des Hüft- beugemuskels mit aufgeklebtem Tape

Das Anlegen:
- Sie benötigen drei lange I-Streifen.
- Sie liegen auf dem Rücken und führen das zu tapende Bein gestreckt nach außen, bis Sie eine intensive Dehnung in der Ober- schenkelinnenseite spüren.
- ③ Das erste I-Tape wird zwei Fingerbreit vom Knie auf die Innenseite des Ober- schenkels geklebt, es verläuft schräg nach oben über die Beckenknochenkante.
- ④ Fürs zweite Tape drehen Sie das Bein nach außen, kleben von der Innenseite des Oberschenkels zur Mitte der Leiste.
- ⑤ Heben Sie das Bein gestreckt an. Das dritte Tape kleben Sie von der Oberschen- kelinnenseite zum Sitzbeinhöcker.

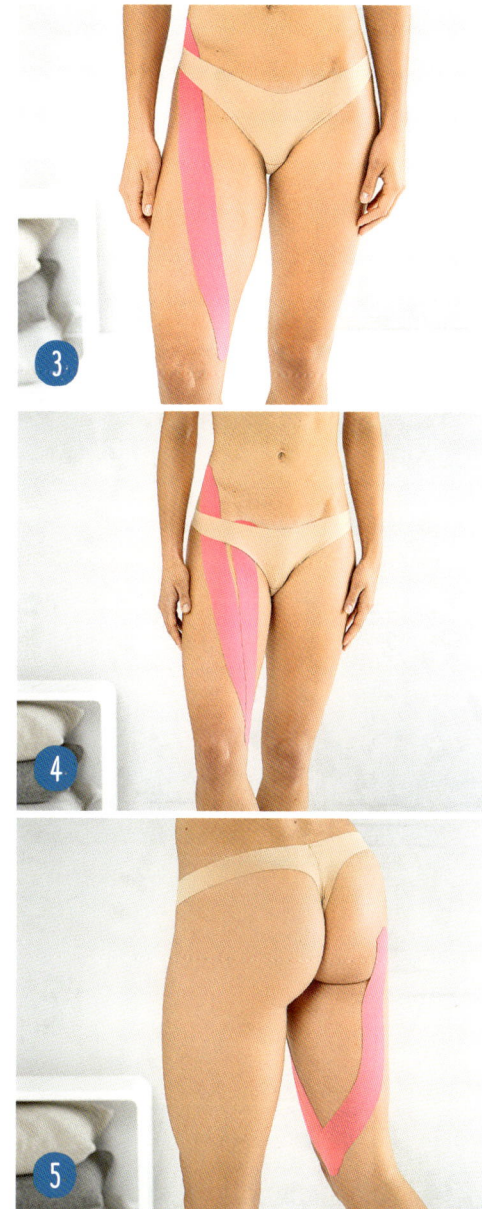

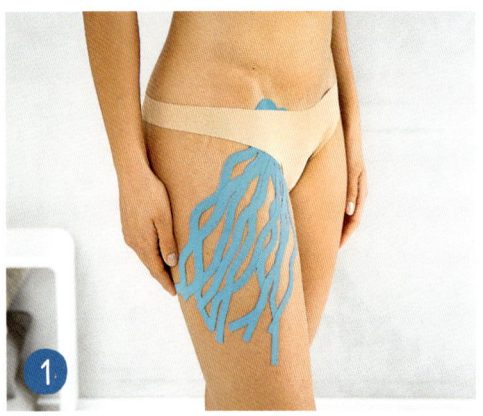

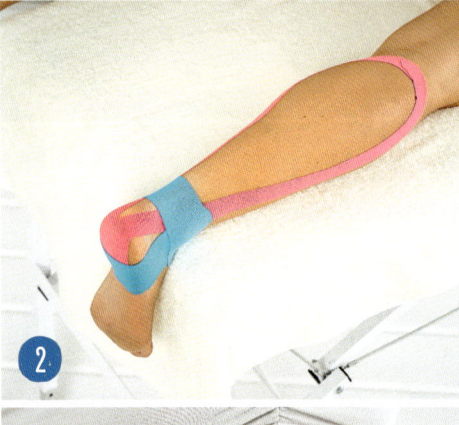

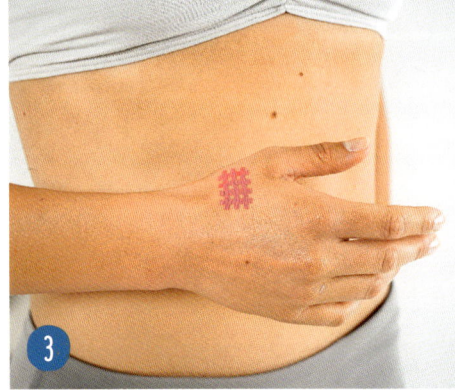

ERGÄNZUNG 2: KNIE-LYMPHTAPE

Fühlt sich eine Schwellung im Kniebereich normal warm an, ist sie meist auf Überlastung zurückzuführen. Ist sie dagegen stark erwärmt, kann zum Beispiel eine Bandverletzung oder ein Schlag/Sturz die Ursache sein. Eine genaue Diagnose durch Ihren Therapeuten sollte in jedem Fall erfolgen! Das entstauend wirkende Lymphtape können Sie auch als Erste Hilfe nach Band- oder Kapselverletzung einsetzen.

Hilft zusammen mit dem Knietape bei:
- Lymphstau, Schwellung des Gelenks
- Knieschmerzen

Was sonst noch hilft:
- Quark- oder Retterspitzumschläge
- homöopathische Globuli Arnica D6
- warm-kalte Wechselduschen

Das Anlegen:
- Sie benötigen zwei Fächertapes.
- Sie liegen auf dem Rücken. Die Basis wird in die Leiste geklebt, die »Arme« verteilen sich wellenförmig nach unten außen.
- ① Der weiter innen gesetzte Fächer nimmt den inneren Bereich auf, der zweite den mittleren und äußeren Anteil.

ERGÄNZUNG 3 & 4: ACHILLES-SEHNEN- UND HÜFTTAPE

- ② Achillessehnentape ▸ siehe Seite 46: Bei Instabilitätsgefühl gibt es von der »Basis« ausgehend zusätzlichen Halt.
- Hüftgelenkstape ▸ siehe Seite 54: Gibt weiteren Halt aus den Hüftgelenken.

ERGÄNZUNG 5: CROSSTAPES BEI KNIE-SCHMERZEN UND -SCHWELLUNGEN

Zusätzlich zu den Tapes von Seite 50 bis 52 können Sie bei Schmerzen und Schwellungen im Knie noch die folgende Crosstape-Kombination aufbringen.

- **3** Di4: Der Punkt Dickdarm 4 heißt in der Meridianlehre Go Koku (»Bergen begegnen«). Er liegt auf der »Schwimmhaut« zwischen Daumen und Zeigefinger, genauer in der Mitte des zweiten Mittelhandknochens, auf der Hälfte zwischen dem Knochen des Daumens und dem des Zeigefingers.
- **4** Bl60: Der Punkt Blase 60 (Kon Ron, »Berg«) liegt in der Mitte zwischen dem Ende der Basis des Fußknöchels und der Achillessehne. Er stabilisiert, lindert Entzündungen und Schmerzen.
- **5** Ma44: Der Punkt Magen 44 (in der Akupunktur trägt er den schönen Namen Nai Tei, »Innerer Garten«) liegt in der Vertiefung zwischen der zweiten und dritten Zehe nahe dem zweiten Zehenknochen. Er ist ebenfalls ein wirksamer Anti-Schmerz-Punkt.
- **6** Gb34: Der Punkt Gallenblase 34 (Yo Ryo Sen, »Yang-Mundquelle«) liegt seitlich am Knie, in der knöchernen Vertiefung des Wadenbeinköpfchens. Seine Behandlung wirkt unter anderem schmerzlösend.

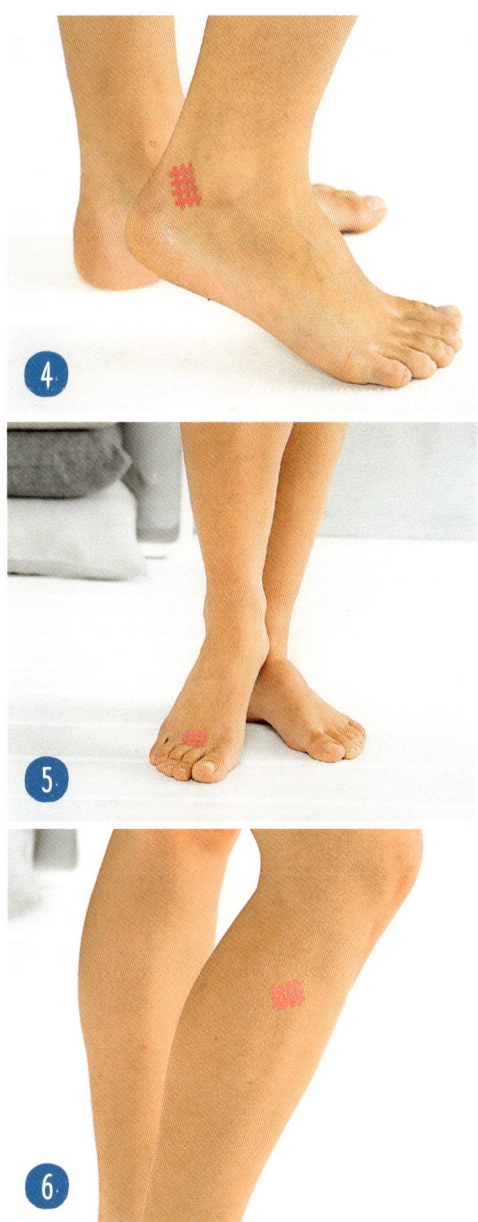

HÜFTBESCHWERDEN

Ähnlich wie die Knie sind auch unsere Hüftgelenke von Abnutzung bedroht.
Wirken Sie frühzeitig entgegen!

Beschwerden in der Hüftregion können vielerlei Ursachen haben: Abnutzung mit Verschleiß des Knorpels (Arthrose); starke Überlastung der hüftumgebenden Muskulatur, etwa durch bestimmte Sportarten oder eine einseitige Körperhaltung im Beruf; eine Fehlhaltung der Wirbelsäule.

DIE BASIS: DAS HÜFTGELENKSTAPE

Durch das Tape klingt gegebenenfalls die Entzündung ab, die Muskeln entspannen sich, und das Gehen fällt wieder leichter. Die wiedergewonnene Freude an der Bewegung macht die Muskeln kräftiger und entlastet die Gelenke.

Hilft bei:
- Hüftschmerzen/-arthrose
- Schleimbeutelentzündung (Bursitis)
- Schmerzen des Gesäßmuskels

Was sonst noch hilft:
Übungen zur Kräftigung und Dehnung der gesamten Rumpfmuskulatur. Außerdem gelenkschonende Ausdauersportarten wie Schwimmen oder Radfahren in der Ebene.

Das Anlegen:
- Sie benötigen vier Tapestreifen (ein langes I-Tape und drei mittlere I-Tapes).
- Im Stehen wird das zu tapende Bein hinter das andere geführt und der Oberkörper zur anderen Seite geneigt.

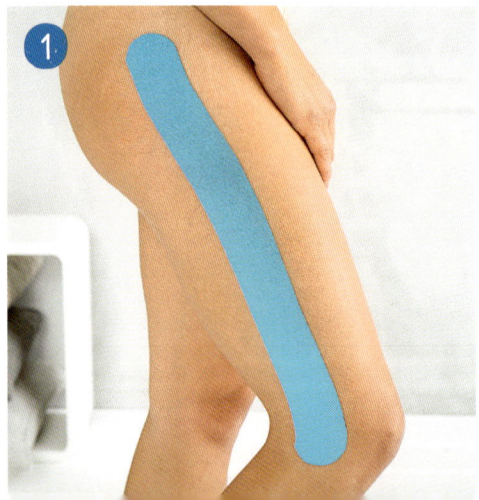

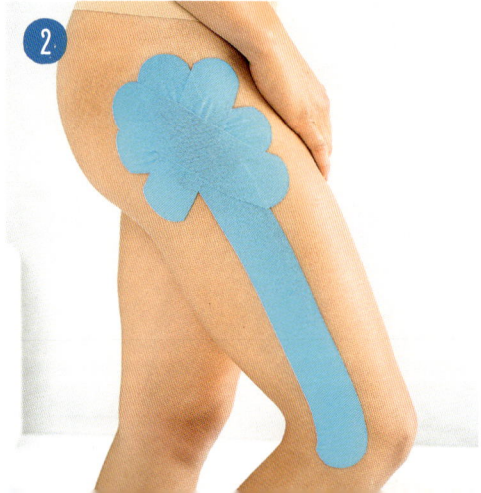

- **1** Das lange Tape setzt drei Fingerbreit unterm Beckenknochen an und verläuft seitlich zur Mitte des Kniegelenks.
- Das zweite Tape wird quer dazu auf Höhe des Hüftgelenkes geklebt.
- **2** Die beiden übrigen Tapes ordnen Sie strahlenförmig um das zweite an.

ERGÄNZUNG 1: HÜFTMUSKELTAPE

Bei immer wiederkehrenden, unklaren Beschwerden im Hüftbereich rückt der Darm ins Blickfeld. Dabei spielt der musculus piriformis (Birnenmuskel), ein kleiner Muskel an der Hüfte, eine Rolle: Spannungen in der Darmregion können über ihn Schmerzen in den Hüftmuskeln auslösen. Bei gleichzeitigen Beschwerden im Hüft- und Darmbereich ist das zusätzliche Tapen des Darmbereichs einen Versuch wert ▶ siehe Seite 116. Das Tape entspannt die Hüftregion, sorgt für ein freieres Bewegungsgefühl. Bewegung lindert und beugt der Verschlechterung vor.

Hilft mit dem Hüftgelenkstape bei:
- Hüftschmerzen
- Ischiasschmerzen
- Reflektorisch: bei Darmbeschwerden

Was sonst noch hilft:
Kräftigung und Dehnung der Gesäßmuskulatur und Oberschenkelrückseite. Die »Abfahrtshocke« aus der Skigymnastik ist beispielsweise sehr empfehlenswert.

Das Anlegen:
- Sie benötigen vier gleich lange I-Tapes.
- Sie liegen auf der Seite, das zu tapende Bein angebeugt oben, das untere ist gestreckt.
- **3** Die Tapes werden in je zwei leicht versetzten Bögen entlang dem Beckenknochen sowie unterhalb der Gesäßlinie aufgebracht. Der Bogen beginnt zwei Fingerbreit vom Steißbein und endet auf Höhe des Hüftgelenks.
- **4** Der obere und untere Bogen schließen sich jeweils zu einem Kreis.

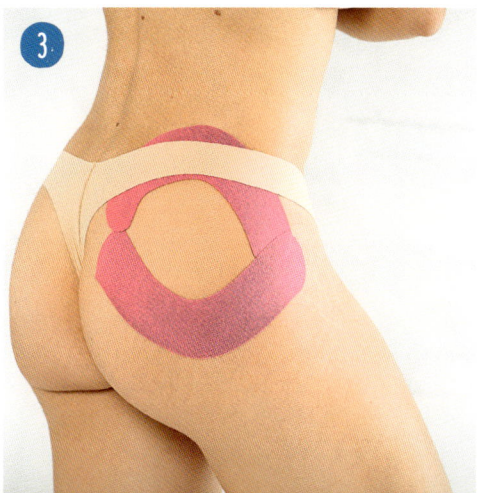

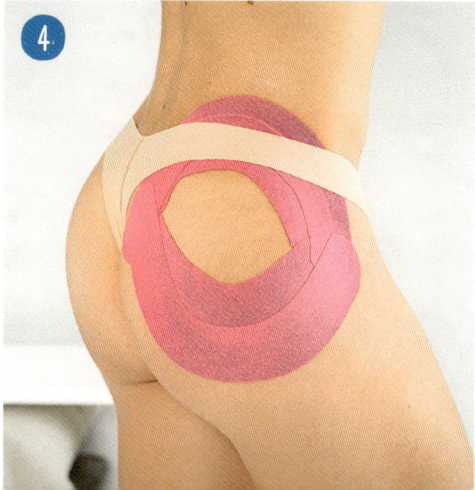

ERGÄNZUNG 2: HÜFTBEUGE-MUSKELTAPE

Beschwerden in der Oberschenkelvordersei-te und in den Leisten können Zeichen von Überlastung sein, aber auch auf Muskelver-spannungen und -verkürzungen hinweisen. Auch ein Leistenbruch kann die Ursache sein, dies muss immer der Arzt abklären! Das Tape stabilisiert die Leistenregion.

Hilft mit dem Hüftgelenkstape bei:

- Leistenschmerzen
- Hüftschmerzen
- Schmerzen der Oberschenkelvorderseite

Was sonst noch hilft:

Dehnübungen für die Oberschenkel, Locke-rungsübungen für die Hüften.

Das Anlegen:

- Sie benötigen zwei I-Tapes.
- Sie liegen auf dem Rücken und lassen das zu behandelnde Bein so weit vom Rand der Unterlage überstehen, dass Sie eine Dehnung im Oberschenkel spüren. Das andere Bein stellen Sie auf.
- ❶ Das erste Tape wird nun mit etwas Vorspannung von der Beckenkno-chenkante bis in die Leiste geklebt.
- ❷ Das zweite Tape kleben Sie knapp oberhalb des Bauchnabels über die Leiste zur Oberschenkelinnenseite.

ERGÄNZUNG 3: KNIEBEUGERTAPE

Ziehen oder Schmerzen in der Oberschen-kelrückseite können von einer Zerrung her-rühren oder auch von Blasenproblemen.

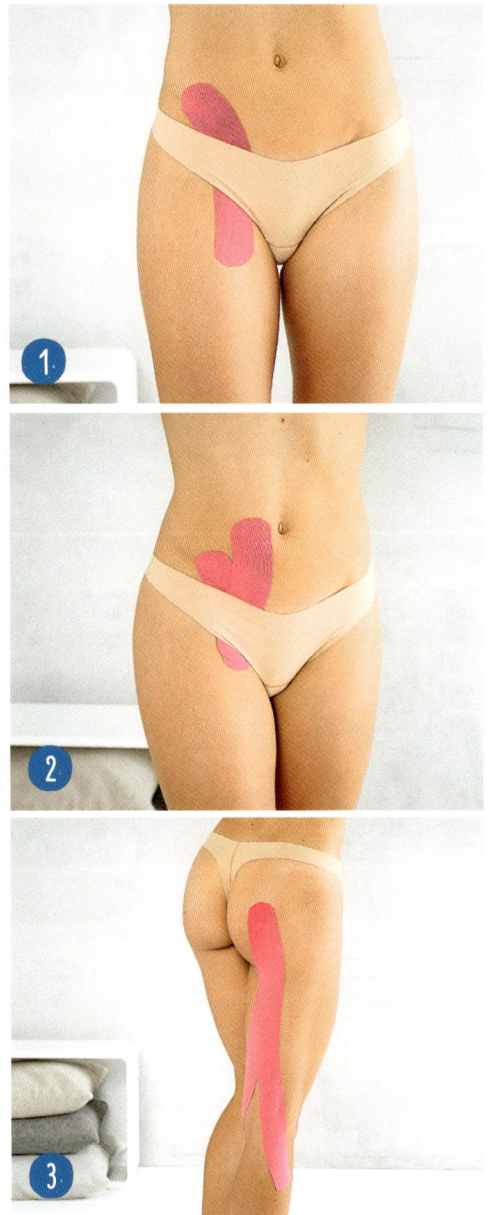

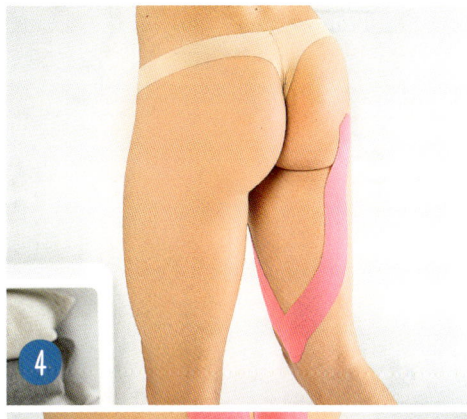

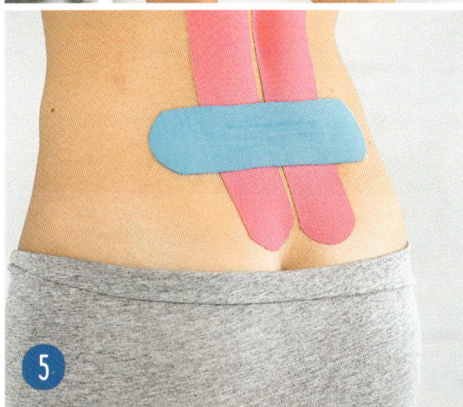

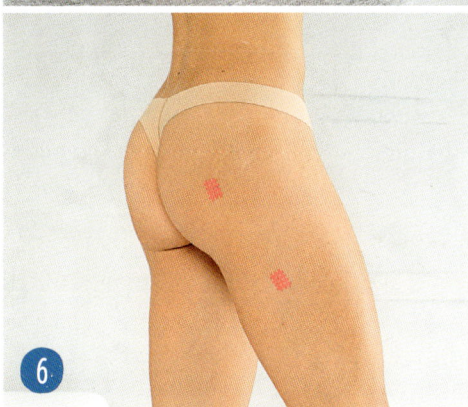

Diese Beschwerden lassen sich gut mit diesem Tape angehen. Sollte es sich um eine Ischias-Nervenproblematik handeln, wenden Sie das Tape von Seite 58 an.

Hilft mit dem Hüftgelenkstape bei:

- Schmerzen in der Hüfte
- Zerrung Oberschenkelrückseite
- gleichzeitigen Blasenproblemen
  ▸ siehe Seite 92

Was sonst noch hilft:

- Dehnungen der Oberschenkelrückseite
- Yogaübungen (Asanas)

Das Anlegen:

- Sie benötigen zwei I-Tapes.
- Beugen Sie sich im Stehen nach vorn, und führen Sie den Fuß des zu tapenden Beines von hinten neben den anderen. Sie können sich auf einen Hocker stützen.
- ❸ Beginnen Sie jeweils am Sitzbeinhöcker. Führen Sie einen Streifen bis knapp unterhalb der Kniekehle, den anderen oben zur Unterschenkelaußenseite.

ERGÄNZUNG 4, 5, 6: REFLEKTORISCH

- ❹ Tape für die Oberschenkelinnenseite
  ▸ siehe Seite 51: bei Schmerzen dort.
- ❺ LWS-Tape: reflektorisch und bei Zusammenhang der Beschwerden mit Beckenfehlstellungen ▸ siehe Seite 62.
- ❻ Crosstape Gb30, Gb31: Gallenblase 30, Kan Tshyo, liegt in der großen Vertiefung an der Hüfte, Gallenblase 31, Fu Shi, dort, wo am Oberschenkel die Mittelfingerspitze liegt, wenn die Arme herabhängen.

ISCHIASNERVBESCHWERDEN

Bei den typischen unterschwelligen bis starken Schmerzen im unteren Rückenbereich hat sich vor allem eine spezielle Tapekombination bewährt.

Der nervus ischiadicus hat seinen Ursprung in Lendenwirbelsäule und Kreuzbein. Irritationen können durch Wirbelblockierungen, knöcherne Auswüchse an der Wirbelsäule, Bandscheibenvorfall, Einengung des Nervenkanals oder Nervenentzündung entstehen. Eine weitere Engstelle für den langen Nerv ist auf seinem Weg zu den Beinen der piriformis-Muskel, ebenso kann der Nerv auf Höhe des Wadenbeinköpfchens komprimiert sein. Um so viele Irritationen wie möglich wegzunehmen, wird das Nerventape über den gesamten Nervenverlauf, von unten nach oben, geführt. Daneben sollte das LWS-Tape eingesetzt werden wie im Bild rechts und Seite 62.

DIE BASIS: ISCHIAS-NERVENTAPE

Durch die Nerventapeanwendung versucht man, die Gleitfähigkeit zwischen dem Nerv und den umliegenden Strukturen (Faszien und Bindegewebshülle) zu verbessern.

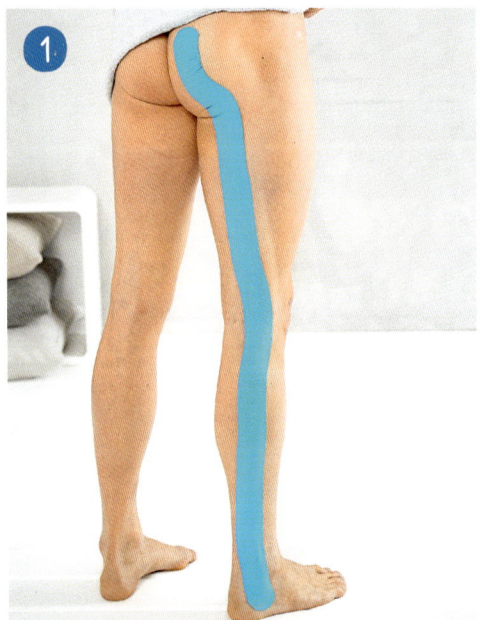

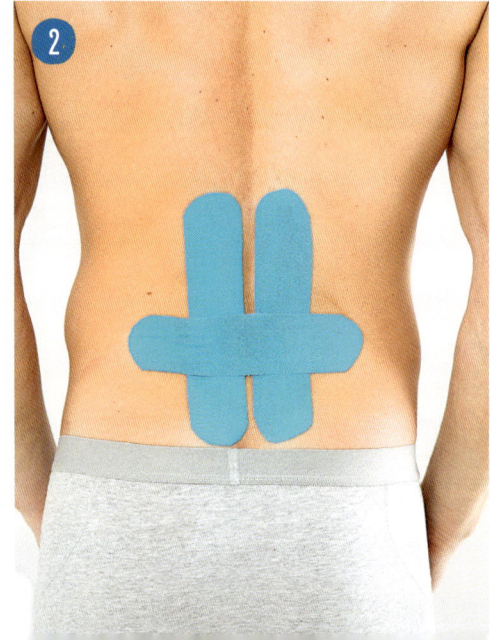

Tipp: Bei Hüftbeschwerden kann die Kombination Hüftgelenks- und Hüftmuskeltape helfen ▸ **siehe Seite 54 und 56.**

Hilft bei:
- Schmerzen im Lendenbereich
- Schmerzausstrahlung in die Beine

Das Anlegen:
- Sie benötigen ein I-Tape.
- Im Stehen beugen Sie sich leicht nach vorn. Das Tape wird im Nervenverlauf des Ischiasnervs geklebt: vom Außenknöchel zum Knie entlang der Außenkante des Schienbeinknochens.
- Etwa drei Fingerbreit oberhalb der Kniekehle wird das Tape relativ mittig vom Oberschenkel nach oben gezogen.
- ❶ Auf Höhe des Pos erfolgt der nächste Richtungswechsel nach innen über den Po zur unteren Lendenwirbelsäule.

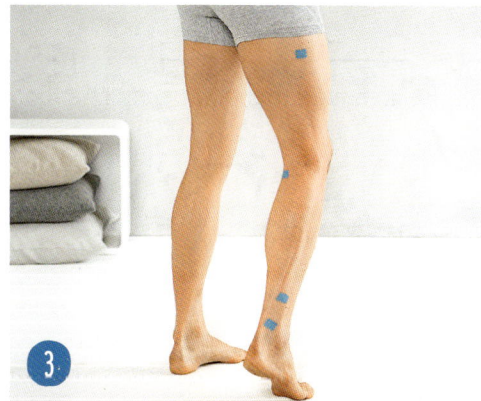

ERGÄNZUNG 1: LWS-TAPE

❷ Bei in die Beine ausstrahlenden Schmerzen ist immer die Kombination mit dem LWS-Tape hilfreich ▸ **siehe Seite 62.**

ERGÄNZUNG 2: CROSSTAPE-KOMBI

❸ Gb31 ▸ **siehe Seite 57,** Bl 40 (mittig in der Kniefalte), Gb 39 drei Fingerbreit über dem Knöchel, Bl60 ▸ **siehe Seite 53.**

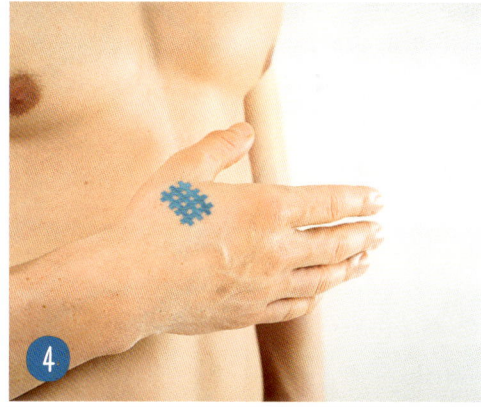

ERGÄNZUNG 3: CROSSTAPES BEI STEISSBEINSCHMERZEN

- ❹ Di4 ▸ **siehe Seite 64**
- ❺ Dü3 ▸ **siehe Seite 64**

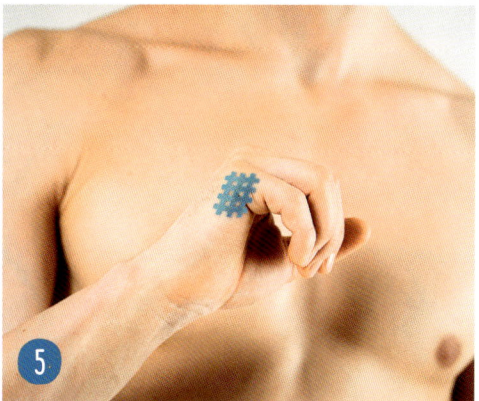

BESCHWERDEN DER BAUCHMUSKELN

Schmerzen im Bauchbereich können vielfältige Ursachen haben, sowohl unmittelbare muskuläre als auch organische. Die beiden Tapes helfen in jedem Fall.

Beschwerden im Bauchbereich können die unterschiedlichsten Ursachen haben, die einander auch oftmals beeinflussen. So kann sich beispielsweise beim Sport, durch eine ruckartige falsche Bewegung oder schweres Heben eine klassische Bauchmuskelzerrung einstellen. Bauchmuskelschmerzen können aber auch reflektorisch ausgelöst sein und ihren Ursprung im Organbereich haben.

Deshalb sollte im Zweifelsfall der Arzt die Beschwerden abklären. Unterstützend können Sie die kinesiologischen Tapes aber in jedem Fall anwenden. Sie entlasten die in Mitleidenschaft gezogene Muskelpartie, Bewegungen werden wieder leichter, und der Heilungsprozess wird somit doppelt unterstützt. Am besten kombinieren Sie die beiden Basistapes miteinander.

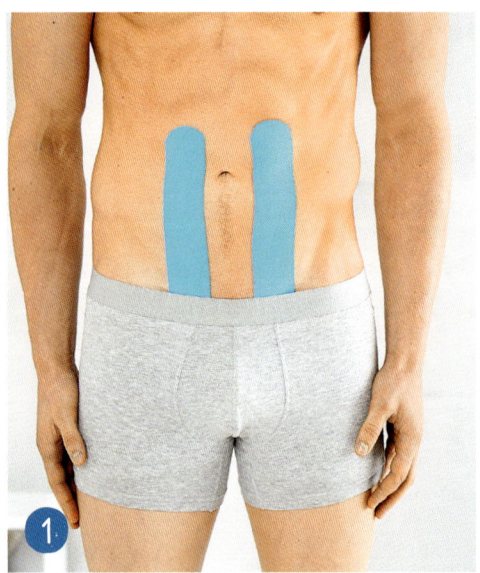

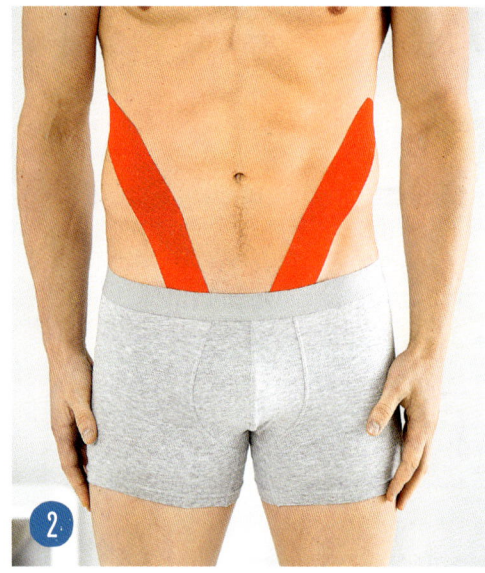

Bei Problemen der Verdauungsorgane, die nicht bakterieller oder viraler Art sind, kann eine reflektorische Überreizung des Darms durch eine stark angespannte Bauchmuskulatur der Auslöser sein. Das Tape reguliert die Muskelspannung und hilft, auch den Darm zu besänftigen.

Bei Inkontinenz ist meist ein schwacher Beckenboden, der die Blase nicht in ihrer anatomischen Position hält, verantwortlich. Hier hilft besonders das Tape für die geraden Bauchmuskeln, das sehr tief beginnend geklebt wird, um der Blase mehr Halt zu geben wie auch auf Seite 92.

BASISTAPE 1: TAPE FÜR DIE GERADEN BAUCHMUSKELN

Hilft bei:
- Schmerzen/Zerrung der Bauchmuskeln
- Bauchschmerzen
- Durchfall
- Inkontinenz

Was sonst noch hilft:
- Entspannung der Bauchmuskulatur, etwa durch bewusstes tiefes Atmen, gezielte Atemübungen und viele Pausen »in der Horizontalen«
- die Yogaübung »Die Cobra«
- bei Nachlassen der Beschwerden zunächst sanftes Aufbautraining der Bauchmuskeln
- Die Entspannung der Muskeln kann gegebenenfalls durch die Behandlung der Darmprobleme unterstützt werden ▸ siehe Seite 116.

Das Anlegen:
- Sie benötigen zwei I-Tapes.
- Setzen Sie sich aufs Bett oder auf eine Liege und neigen den Oberkörper aufgerichtet etwas nach hinten, wobei Sie sich mit beiden Armen nach hinten abstützen.
- ❶ Geklebt werden beide Tapes links und rechts vom Bauchnabel. Ihren Anfang haben sie idealerweise im Leistenbereich (sie können aber auch erst oberhalb der Schamhaargrenze geklebt werden) und ziehen dann bis zum unteren Rand der letzten Rippen.

BASISTAPE 2: TAPE FÜR DIE SCHRÄGEN BAUCHMUSKELN

Hilft bei:
- Zerrung der Bauchmuskeln
- Bauchschmerzen
- Schmerzen an den unteren Rippen

Was sonst noch hilft:
- siehe Basistape 1.

Das Anlegen:
- Sie benötigen zwei I-Tapes.
- Setzen Sie sich aufs Bett oder eine Liege, neigen Sie Ihren Oberkörper aufgerichtet nach hinten. Stützen Sie sich mit beiden Armen ab. Drehen Sie nun die Schulter der zu tapenden Seite nach hinten.
- Die Tapes kleben Sie jeweils seitlich am Rand der untersten Rippe entlang bis in den Leistenbereich.

RÜCKENSCHMERZEN UND –VERSPANNUNGEN

Rückenbeschwerden kennt fast jeder. Tun Sie möglichst bald aktiv etwas dagegen, damit Sie nicht wie so viele Menschen dauerhaft davon geplagt werden!

Die Auslöser von Rückenschmerzen reichen von Muskelschwäche und Überlastungen bis hin zu Arthrose und Bandscheibenvorfall. Gerade Rückenbeschwerden im Lendenbereich können ihre Ursache jedoch auch im Organbereich haben. Klassisch sind dabei Probleme im Verdauungstrakt oder im sogenannten kleinen Becken (mit Blase, Gebärmutter, Prostata etc). Bei Schmerzen in der Brustwirbelsäule dagegen ist häufig der Magen betroffen.

Die Tapebehandlung findet je nach dem betroffenen Rückenabschnitt statt, hier nun zunächst die Anwendungen für den Lendenwirbelbereich, der sehr häufig Probleme bereitet.

BASISTAPE 1: TAPE FÜR DIE LENDENWIRBELSÄULE (LWS-TAPE)

Das Tape spielt besonders in der Wirbelsäulenregion seine Stärke aus. Es stabilisiert den Rücken und ist daher auch besonders nach Bandscheibenvorfällen hervorragend geeignet. Mit seiner durchblutungsfördernden Eigenschaft schützt es die Muskulatur, welche die Wirbelsäule stützt, vor zu schneller Ermüdung. Weiterhin kann es über reflektorische Bahnen die Behandlung von Organbeschwerden (siehe oben) unterstützen.

Hilft bei:

- akuten und chronischen Schmerzen im unteren Lendenwirbelsäulenbereich
- Instabilität oder Schwäche im Lendenwirbelbereich
- unterstützend bei Hüftbeschwerden ▸ siehe Seite 54
- reflektorisch: Menstruations-, Blasen-, Prostatabeschwerden ▸ siehe Seite 106/92

Was sonst noch hilft:

- Bei akuten Verspannungen: Wärmeauflagen (Wärmflasche, Fango, Moorwärmekissen), bei Zugluft Nierenwärmer
- bei Entzündungen: milde Kühle (in Tuch gewickeltes Gelkissen)
- Dehnübungen für Oberschenkelvorder- und -rückseite
- Kräftigungsübungen für Bauch- und Rückenmuskulatur sowie, ganz wichtig, den Beckenboden.

Das Anlegen:

- Sie benötigen drei I-Tapes.
- Sie sitzen mit aufrecht nach vorn geneigtem Oberkörper auf einem Hocker ohne Lehne.

- Je nachdem, ob die Beschwerden eher punktuell sind oder ein größerer Abschnitt der Lendenwirbelsäule Probleme bereitet, werden dabei im Verlauf der Wirbelsäule seitlich zwei dementsprechend lange I-Tapes geklebt.
- ❶ Zusätzlich kann nun gegebenenfalls quer zu deren Verlauf auf der Höhe der größten Beschwerden (im Zweifel durch leichten Fingerdruck zu ermitteln) das dritte I-Tape aufgebracht werden.

ERGÄNZUNG 1: STERNTAPE KREUZBEIN

- ❷ Um die Wirkung des Basistape zusätzlich zu unterstützen, können noch drei kurze I-Tapes sternförmig zur Stabilisierung um das Zentrum des Schmerzes herum angebracht werden.

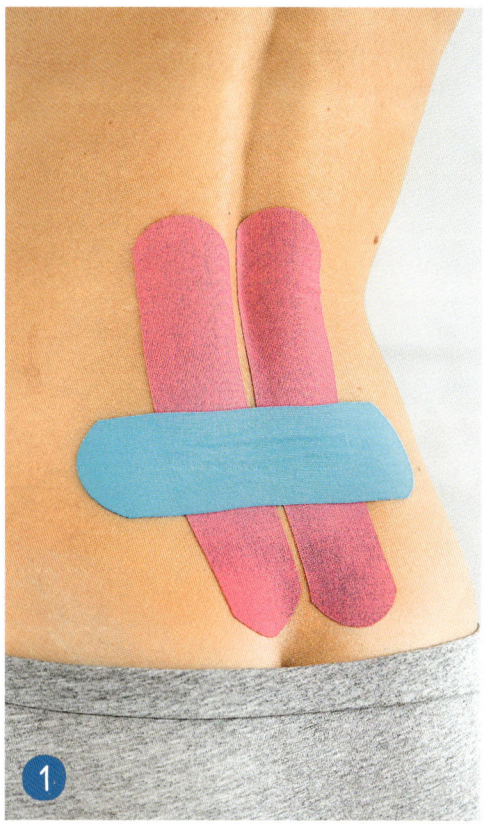

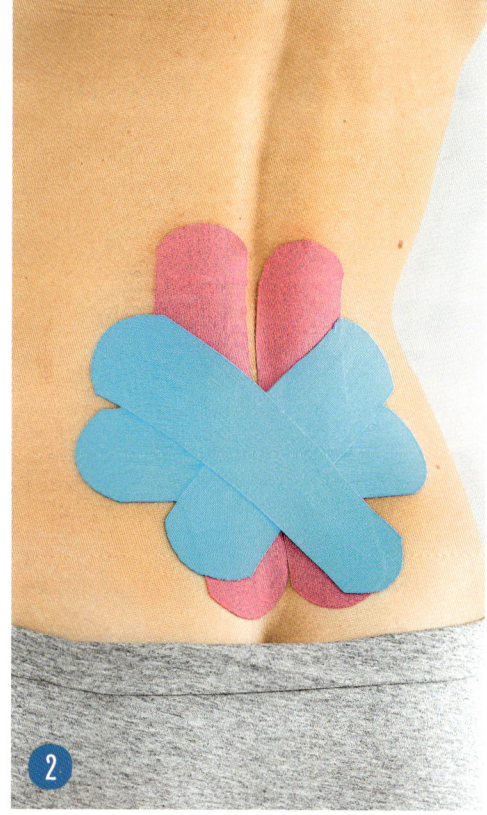

ERGÄNZUNG 2: CROSSTAPE-KOMBINATION

Mit der folgenden Kombination von Gittertapes können Sie die Wirkung der kinesiologischen Tapes für die Lendenwirbelsäule ▸ **siehe Seite 62/63** wirkungsvoll unterstützen. Nicht vergessen: Zuerst werden immer die Gittertapes (Crosstapes) angebracht!

- **1** Di4: Der Punkt Dickdarm 4 hat in der Meridianlehre den schönen Namen »Go Koku«, was so viel bedeutet wie »Bergen begegnen«. Er liegt auf der »Schwimmhaut« zwischen Daumen und Zeigefinger, genauer in der Mitte des zweiten Mittelhandknochens, auf der Hälfte zwischen Knochen des Daumens und des Zeigefingers. Er wird auch als »Meister des Schmerzes« bezeichnet, da seine Behandlung bei verschiedenen starken Schmerzen (etwa auch Zahn- und Kopfschmerzen) wirksam ist.
- **2** Dü3: Der Punkt Dünndarm 3, in der Meridianlehre »Go Kei« genannt (»hintere Furche«), liegt an der Handkante, seitlich unterhalb des Kleinfingergelenks. Sie finden ihn ganz leicht, wenn Sie eine Faust machen: Der Punkt liegt genau dort, wo sich dann eine weiche Hautfalte bildet. Bei unserer Anwendung ist vor allem seine entspannende, schmerzlösende Wirkung interessant.
- **3** Gb34: Der Punkt Gallenblase 34, in der Meridianlehre heißt er »Yo Ryo Sen« (»Yang-Mundquelle«), liegt seitlich in der gut spürbaren knochigen Vertiefung unterhalb der Kniescheibe. Er hat sich ebenfalls bei der Behandlung von Schmerzen bewährt.
- **4** Bl60: Der Punkt Blase 60 wird in der Meridianlehre »Kon Ron« genannt, was »Berg« bedeutet. Er liegt in der Mitte zwischen dem Ende der Basis des Fußknöchels und der Achillessehne. Seine Behandlung ist unter anderem hilfreich bei Schmerzen, auch im unteren Rückenbereich, und Ischiasbeschwerden ▸ **siehe Seite 58** sowie bei Schwindelgefühlen ▸ **siehe Seite 112.**

TIPP

MATERIALWAHL

Mittlerweile sind die Crosstapes ebenso wie die kinesiologischen Tapes in unterschiedlichen Farben erhältlich, sodass Sie ebenfalls die geeignete Farbauswahl treffen können ▸ **siehe Seite 20 f.** Auch sind inzwischen unterschiedliche Größen im Handel; die größeren Patches eignen sich jedoch eher für die Anwendung auf Narben ▸ **siehe Seite 41.** Für die Behandlung der Akupunkturpunkte sind die Mini-Patches, wie wir sie für dieses Buch verwendet haben, am besten geeignet.

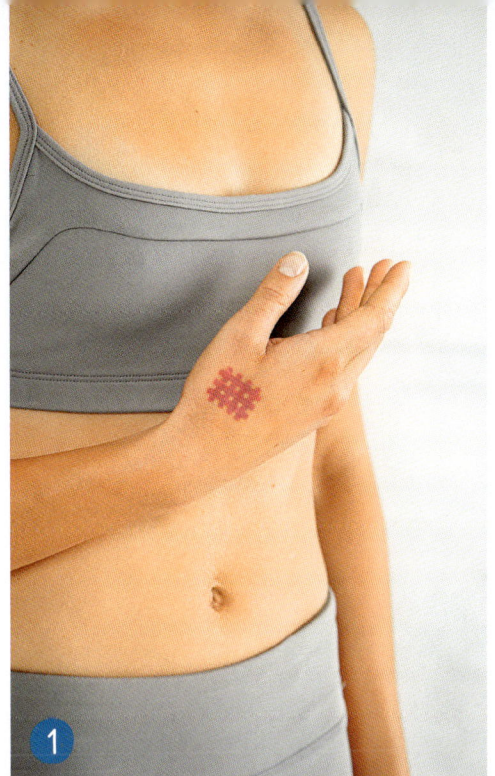

1

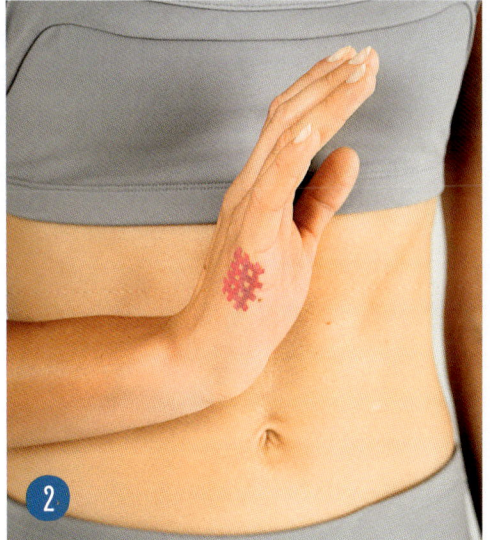

2

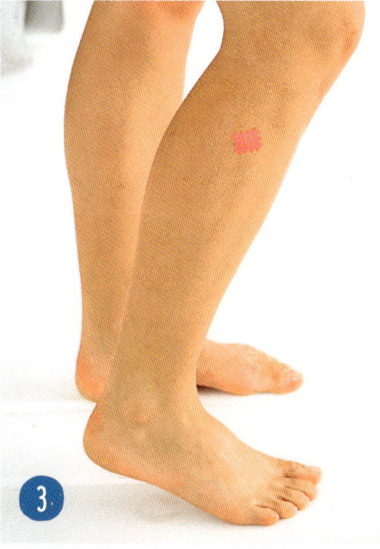

3

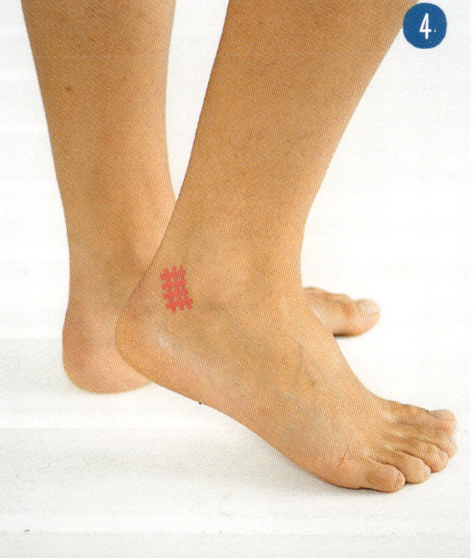

4

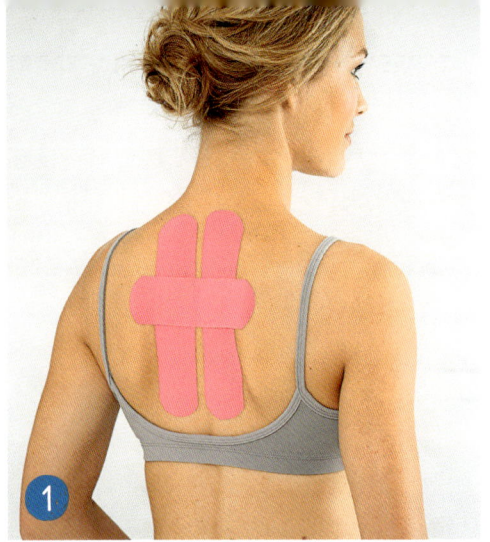

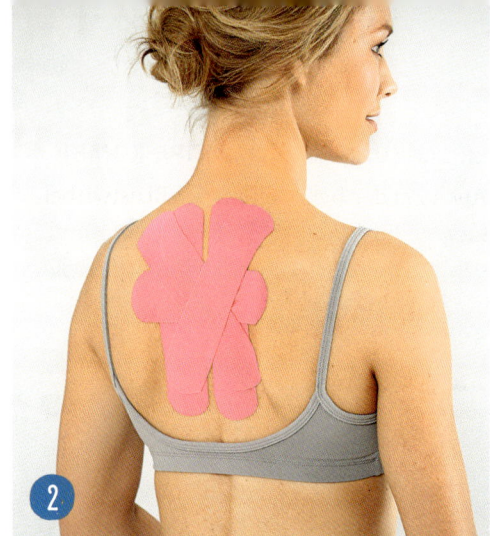

BASISTAPE 2: TAPE FÜR DIE BRUST-WIRBELSÄULE (BWS-TAPE)

Näheres zu Rückenbeschwerden im Allgemeinen haben Sie ja bereits auf Seite 62 gelesen. Hier ist nun nach den Anwendungen für die Lendenwirbelsäule ▸ siehe Seite 62 f. das zweite Basistape für Beschwerden, die von der Wirbelsäule ausgehen.

Hilft bei:
- Beschwerden im Bereich der Brustwirbelsäule
- Beschwerden zwischen den Schulterblättern
- Schwäche im oberen Rücken und dadurch bedingte vornübergebeugte Körperhaltung
- reflektorisch: Magenbeschwerden ▸ siehe Seite 104

Das Anlegen:
- Sie benötigen drei I-Tapes.

- Sie sitzen mit aufrecht nach vorn geneigtem Oberkörper auf einem Hocker ohne Lehne.
- Je nachdem, ob nur ein kleiner Abschnitt oder ein größerer Beschwerden bereitet, werden dabei im Verlauf der Wirbelsäule seitlich zwei dementsprechend lange I-Tapes geklebt.
- ① Zusätzlich kann quer zu deren Verlauf auf Höhe der größten Beschwerden das dritte I-Tape angebracht werden.

ERGÄNZUNG 1: STERNTAPE BRUST-WIRBELSÄULE

- ② Zusätzlich können, um die Wirkung des Basistape zu verstärken, gegebenenfalls noch zwei zusätzliche I-Tapes (also insgesamt drei) sternförmig zur Stabilisierung im Zentrum des Schmerzes angebracht werden.

ERGÄNZUNG 2: CROSSTAPE-KOMBI

Auch bei der Behandlung der Brustwirbelsäule unterstützt wieder eine kleine Kombination von Gittertapes über die Energieleitbahnen die Wirkung des Basistape.

- **3** Dü3: Der Punkt Dünndarm 3 (Go Kei,
  »hintere Furche«) liegt an der Handkante,
  seitlich unterhalb des Kleinfingergelenks.
  Sie finden ihn ganz leicht, wenn Sie eine
  Faust machen: Der Punkt liegt genau dort,
  wo sich dann eine weiche Hautfalte bildet.
  Bei unserer Anwendung ist vor allem seine entspannende, schmerzlösende Wirkung von Bedeutung.
- **4** Gb34: Der Punkt Gallenblase 34 (Yo
  Ryo Sen, »Yang-Mundquelle«) liegt seitlich in der gut spürbaren knochigen Vertiefung unterhalb der Kniescheibe. Er hat
  sich ebenfalls bei der Behandlung von
  Schmerzen bewährt.
- **5** Bl60: Der Punkt Blase 60 (Kon Ron,
  »Berg«) liegt in der Mitte zwischen dem
  Ende der Basis des Fußknöchels und der
  Achillessehne. Seine Behandlung ist unter
  anderem hilfreich bei Schmerzen.

TIPP

SCHICKES »ACCESSOIRE«

An gut sichtbaren Hautbereichen
können farbige Gittertapes ein »mo-
disches Highlight« sein.

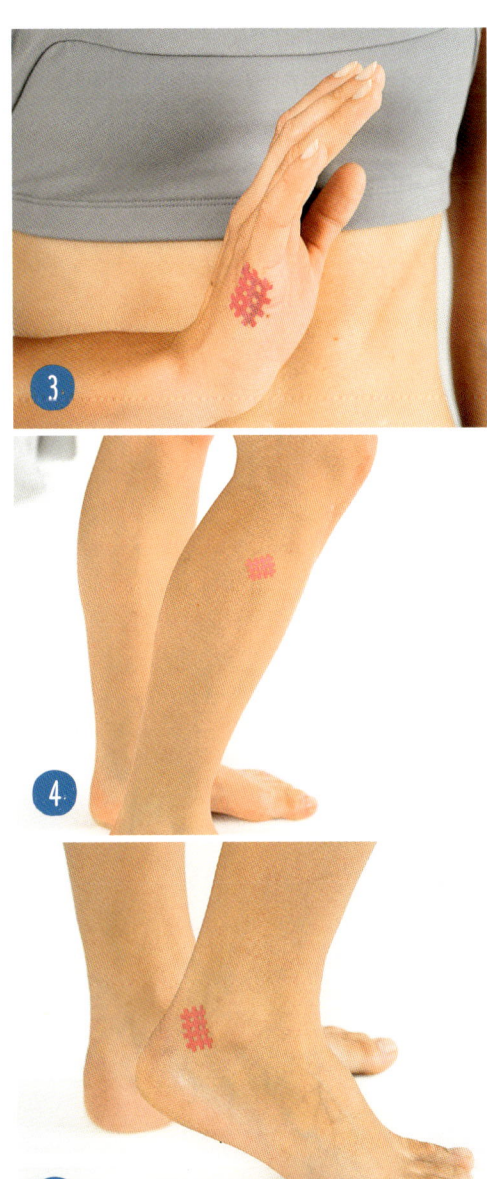

BESCHWERDEN IN DER BRUSTMUSKULATUR

Schmerzen in der Brustregion sind meist harmlos und können mit den passenden Tapes, Training und Dehnübungen gut behandelt werden – aber nicht immer!

Bei Schmerzen im Bereich der Brust ist zunächst einmal Vorsicht geboten. Gerade wenn sie nur linksseitig auftreten und eventuell sogar in den Arm ausstrahlen, sollte an das Herz gedacht werden! Lassen Sie solche Schmerzen mit unklarer Ursache daher unbedingt vom Arzt abklären.

Meist hat der Brustschmerz aber andere, harmlosere Ursachen: Blockierungen der Brustwirbelsäule und der Rippen durch eine schlechte Körperhaltung oder eine plötzliche ruckartige Bewegung lösen Schmerzen im Brustbein oder in der Brustmuskulatur aus. Ein zu intensives Training der Brustregion kann ebenfalls die Ursache sein.

DIE BASIS: BRUSTMUSKELTAPE

Das kinesiologische Tape – am besten in Verbindung mit passenden Übungen, siehe rechts! – hilft, die verspannte Muskulatur zu lockern, und die dadurch entstandenen Schmerzen können abklingen.

Hilft bei:
- Schmerzen in den Brustmuskeln
- damit zusammenhängenden Schmerzen in der/den Schulter/n

Was sonst noch hilft:
- Übungen zur Aufrichtung der Wirbelsäule, vor allem Kräftigung der kleineren, tiefliegenden Muskeln an der Wirbelsäule
- Dehnübungen für die Brustmuskulatur (diese sind ganz einfach und auch am Schreibtisch gut durchzuführen)
- Rückenschwimmen

TIPP

GLEICHMÄSSIG TRAINIEREN

Ein straffer, flacher Bauch ist ein Hingucker, und auch das berühmte »Sixpack« scheint vielen begehrenswert. Doch oft neigt man dazu, neben all dem Bauchmuskeltraining das Training der Brustmuskeln und der Rückenmuskulatur, hier besonders der Muskeln um die Wirbelsäule, zu vernachlässigen. Die Folge: Der Oberkörper »klappt« nach vorn zusammen. Achten Sie also darauf, die Bereiche ausgewogen zu trainieren!

Das Anlegen:

- Sie benötigen zwei I-Tapes.
- Strecken Sie den Arm seitlich aus, und beugen Sie den Ellbogen etwa 90 Grad an, die Handflächen zeigen nach vorn.
- Den ersten Streifen kleben Sie etwa zwei Fingerbreit von der Schulteroberkante mittig bis zum Ende des Schlüsselbeins in der Körpermitte. Dabei verläuft das Tape unterhalb des Schlüsselbeins.
- ❶ Das zweite Tape setzen Sie ebenfalls am Oberarm an und führen das andere Ende bis vier Fingerbreit unterhalb des Schlüsselbeins bis zum Brustbein.

ERGÄNZUNG 1: BWS-TAPE

❷ Spüren Sie zusätzlich Verspannungen im Bereich der Brustwirbelsäule? Dann sollten Sie diesen Bereich mithilfe des Tape für die Brustwirbelsäule auch gleich mitbehandeln ▸ siehe Seite 66.

ERGÄNZUNG 2: STERNTAPE FÜR DIE BRUSTWIRBELSÄULE

❸ Hat der Schmerz in der Wirbelsäule ein klar empfundenes Zentrum, einen Punkt des größten Schmerzes? In diesem Fall kombinieren Sie zusätzlich noch das Sterntape mit insgesamt drei kurzen Tapestreifen (wobei das Quertape des BWS-Tape bereits einen der »Strahlen« darstellt). Sie können statt der zwei zusätzlichen I-Tapes auch ein X-Tape verwenden.

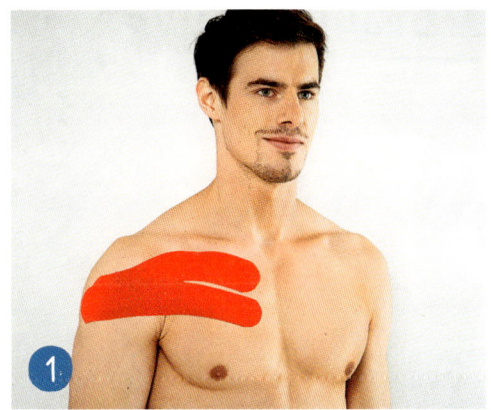

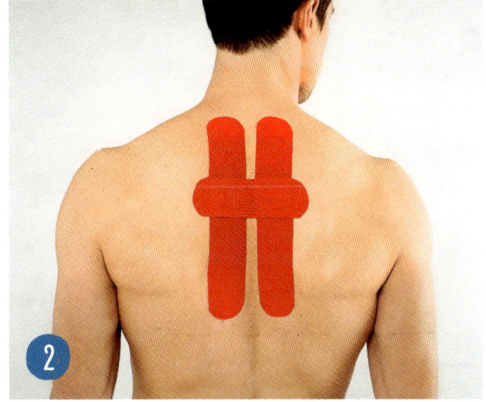

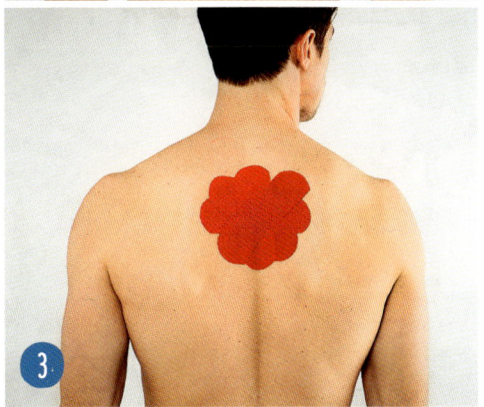

BESCHWERDEN IM BEREICH DER HALSWIRBELSÄULE

Ähnlich wie das Kreuzbein ist auch die Halswirbelsäule eine Art Schlüsselstelle für die Entstehung von Schmerzen. Umso befreiender ist eine erfolgreiche (Selbst-)Behandlung!

Sehr viele Beschwerden in der Halswirbelsäule lassen sich auf eine schlechte Körperhaltung und einseitige Belastung im Alltag (zum Beispiel bei der Computerarbeit) zurückführen. Nicht selten verlagern die Schmerzen sich aufgrund von Nervenreizungen oder Entzündungen auch in die Peripherie, wie zum Beispiel in die Schultern, die Ellbogen oder sogar die Hände ▸ siehe Seite 37 und 76.

Fehlstellungen der Kopfgelenke und starke Verspannungen können auch Ohrgeräusche bis hin zum Tinnitus ▸ siehe Seite 114, Kopfschmerzen ▸ siehe Seite 100 oder Sehstörungen auslösen. Geheimtipp: Sogar bei Bronchitis ▸ siehe Seite 90 ist das Tape einen Versuch wert, da es auf dem Verlauf des Blasenmeridians liegt und dieser bei Atemwegsbeschwerden eine wichtige Rolle spielt.

DIE BASIS: TAPE FÜR DIE HALSWIRBELSÄULE (HWS-TAPE)

- Durch das Tape erfährt die Nackenmuskulatur einerseits Stabilität, ohne dass sich die schon verspannten Anteile noch mehr verspannen. Die ist dem »Lift-Prinzip« mit Massageeffekt des Tape zu verdanken, ▸ siehe Seite 14. Andererseits kann es die Nackenregion in dem Maße sanft »zurechtrücken«, dass Fehlstellungen der Kopfgelenke sich lösen oder zumindest teilweise regulieren.

Hilft bei:

- Verspannungen und Schmerzen im Bereich der Halswirbelsäule
- Schmerzen in den Armen und/oder den Händen
- Kopfschmerzen/Migräne
- Tennis- oder Golferellbogen ▸ siehe Seite 77

Was sonst noch hilft:

- Werden Sie sich zuallererst über Ihre tägliche Körperhaltung bewusst. Setzen Sie sich auf einen Hocker, atmen Sie bewusst tief ein und aus und richten sich bewusst auf: Kopf hoch, Schultern nach hinten, Rücken gerade. Setzen und stellen Sie sich auch ruhig mal vor den Spiegel.

- Ziehen Sie täglich mehrmals die Schulterblätter für drei Sekunden fest Richtung Wirbelsäule.
- Auch Dehnübungen für den Schulter-Nacken-Bereich sind sinnvoll.
- Nehmen Sie Ihren Arbeitsplatz unter die Lupe: Haben Tisch und Sitzplatz die richtige Höhe, ist der Bildschirm im richtigen Abstand? Ein Ergonomie-Experte berät Sie gern dazu.

Das Anlegen:

- Sie benötigen ein Y-Tape und ein kürzeres I-Tape.
- Setzen Sie sich auf einen Hocker und beugen Sie den Kopf so weit wie möglich nach vorn, idealerweise können Sie das Kinn bis zum Brustbein bringen. Aber erzwingen Sie es nicht!
- Die Basis des Y-Tape wird auf mittlerer Höhe zwischen beide Schulterblätter geklebt. Die beiden Schenkel verlaufen sodann auf der Muskulatur neben der Wirbelsäule entlang bis zum Haaransatz im Nacken.
- ❶ ❷ Quer dazu, über den sogenannten prominenten Halswirbel und jeweils auf dem Kapuzenmuskel ▸ siehe Seite 76 endend, wird nun das I-Tape geklebt. Streichen Sie beim Nachvornbeugen des Kopfes mit der Hand den Nacken entlang, so spüren Sie, wie der »gesuchte« Wirbel deutlich entgegentritt.

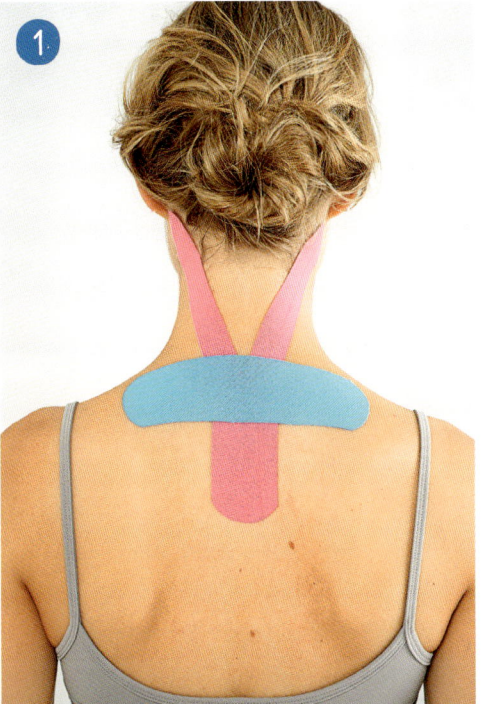

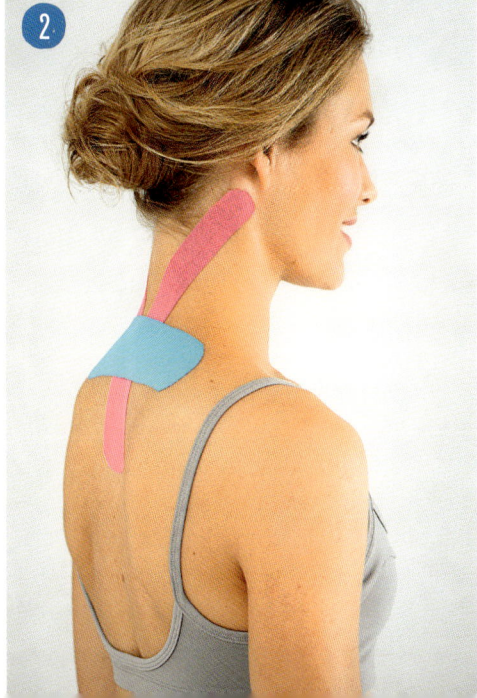

ERGÄNZUNG 1: RIPPENHALTERTAPE

Dieser kleine, aber sehr wichtige Bereich wird im Zusammenhang mit Kopfschmerzen meist stiefmütterlich behandelt. Zwischen dem vorderen und mittleren Anteil des Rippenhaltermuskels *(musculus scalenus)* verläuft eine dreieckige Passage: die Scalenuslücke, durch die wichtige Nerven und Blutgefäße verlaufen. Diese versorgen Kopf, Hals, Arme und Schulterbereich. Daher sind auch zusätzliche Schmerzausstrahlungen aus diesem Bereich in den Schulter-Arm-Bereich sowie Kopfschmerzen möglich.

Die kleine Tapeanwendung wirkt sehr positiv auf die Entspannung der Scalenuslücke und hilft gezielt, Blut- und Lymphfluss an diesem Engpass aufrechtzuerhalten.

Was sonst noch hilft:

- Dehnübung für den Rippenhaltemuskel
- Entspannungsübungen für die Schultern

Das Anlegen:

- Sie benötigen ein I-Tape.
- Neigen Sie Ihren Kopf weg von der zu tapenden Seite.
- **1** Das Tape startet hinter dem Ohr und verläuft bis knapp oberhalb des Schlüsselbeins, im Verlauf des dort gut sichtbaren Muskels.

ERGÄNZUNG 2: KAPUZENMUSKELTAPE

2 Hilft, wenn starke Verspannungen bis in die Schultern Ursache für die Schmerzen sind. Anwendung ▸ siehe Seite 76.

ERGÄNZUNG 3: SCHULTERBLATT-HEBER-TAPE

Haben Sie sich schon mal in Stressphasen dabei ertappt, die Schultern »bis zu den Ohren« hochzuziehen? Dies tut der Schulterblattheber, ein kleiner, kräftiger Muskel mit viel Verspannungspotenzial. Oft verstärkt ein Triggerpunkt ▸ siehe Seite 37 die Muskelbeschwerden bis zu Kopfschmerz oder auch Schmerzausstrahlung nach unten.

Das Tape hilft zum einen dabei, sich der hochgezogenen Schultern bewusst zu werden. Zum anderen wird die Durchblutung bei jeder Bewegung verbessert.

Was sonst noch hilft:

- Übungen, um den Schulterbereich wieder nach unten zu führen
- Haltungsschulung
- Schwimmen

Das Anlegen:

- Sie benötigen ein I-Tape.
- Legen Sie die Hand der zu tapenden Seite flach auf den Kopf, beugen ihn nach vorn und drehen ihn leicht von der Hand weg.
- **3** Das Tape beginnt am Haaransatz und verläuft seitlich an der Wirbelsäule nach unten bis auf Höhe der Schultermitte.

ERGÄNZUNG 4: BWS-TAPE

4 Sind Ihre Schultern nach vorn gezogen, ist Ihr Rücken rund? Dann hilft die Kombination mit dem BWS-Tape ▸ siehe Seite 66, denn eine Fehlhaltung der Brustwirbelsäule setzt sich in der Halswirbelsäule fort.

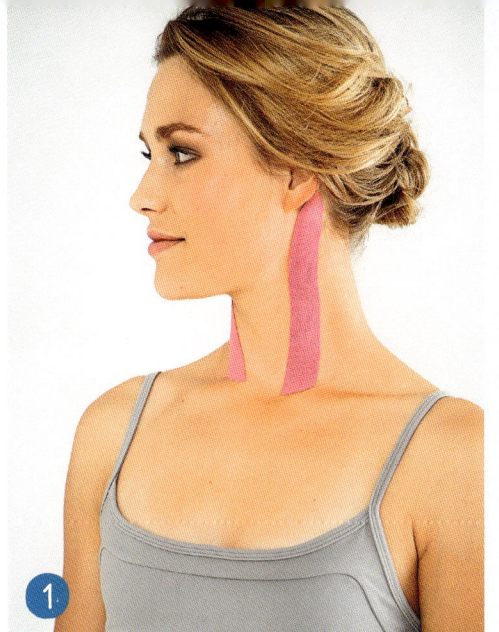

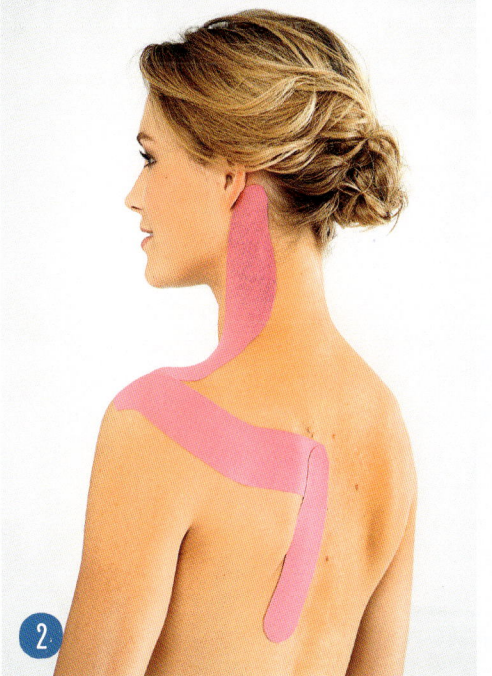

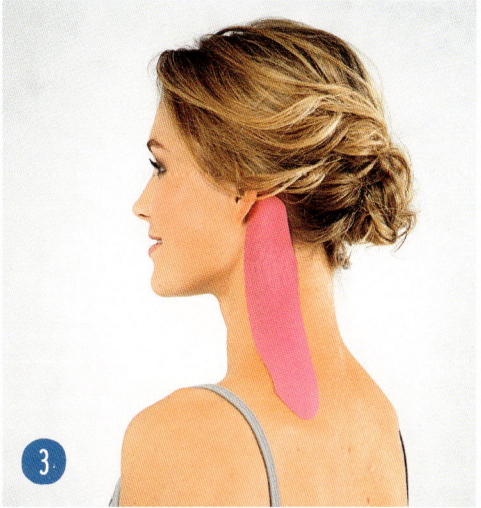

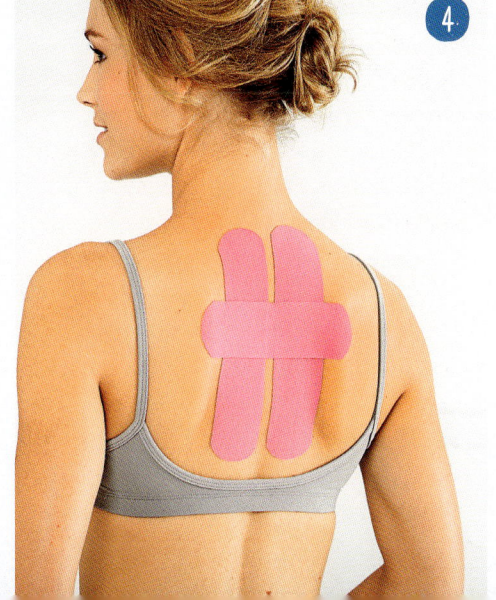

ERGÄNZUNG 5: ZWERCHFELLTAPE

Wirkt reflektorisch bei Halswirbelsäulenbeschwerden, die mit Atembeschwerden, Beschwerden am unteren Rippenbogen und
Kopfschmerzen einhergehen.

Das Zwerchfell ist unser wichtigster Atemmuskel, trennt horizontal Brust- und
Bauchraum: also Herz und Lunge von den
Verdauungs- und Ausscheidungsorganen.
Beim Einatmen bewegt es sich nach unten,
beim Ausatmen nach oben. Kann es dies
nicht mehr ungehindert tun, spricht man
von Zwerchfelltiefstand. Alle Muskeln, Nerven und Gefäße, die oberhalb mit dem
Zwerchfell verbunden sind, werden dann
dauerhaft gedehnt oder gespannt. Da es
auch von Nerven aus der Halswirbelsäule
versorgt wird, kann dies auch mit Beschwerden dort zusammenhängen.

Das Tape entspannt den Rippenbogen und
erleichtert die Atmung. Das Zwerchfell kann
so leichter zu einer normalen Bewegung
und Position zurückfinden.

Was sonst noch hilft:

• Übungen für bessere tiefe Atmung
• Dehnübungen für alle Bauchmuskeln

Das Anlegen:

• Sie benötigen ein I-Tape.
• Legen Sie sich auf den Rücken und heben
  Sie beide Arme nach oben.
• ❶ Sie beginnen in der Mitte unterhalb
  des Brustbeins und streichen im Verlauf
  des Rippenbogens das Tape links und
  rechts aus. Atmen Sie dabei tief ein.

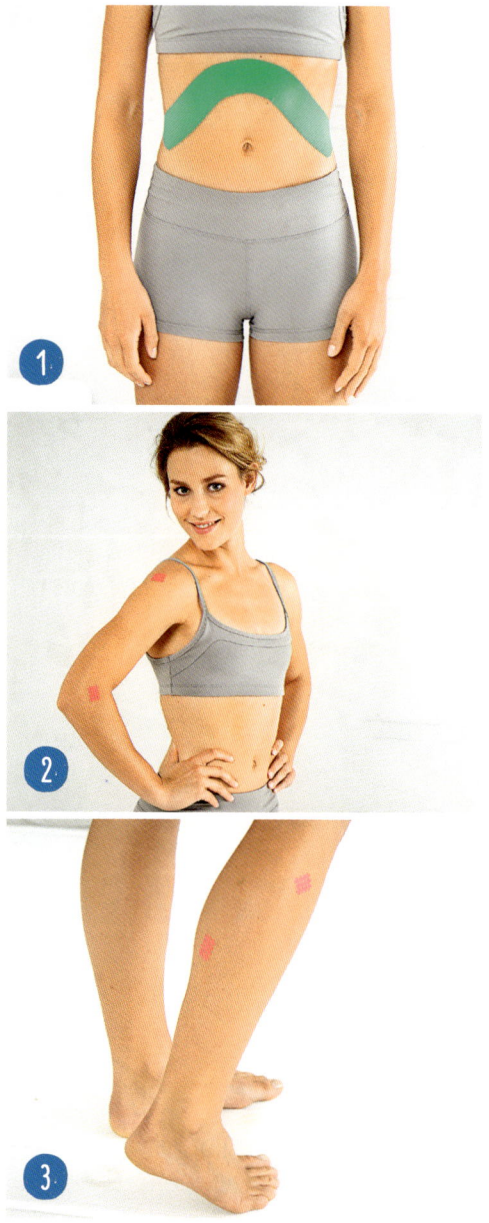

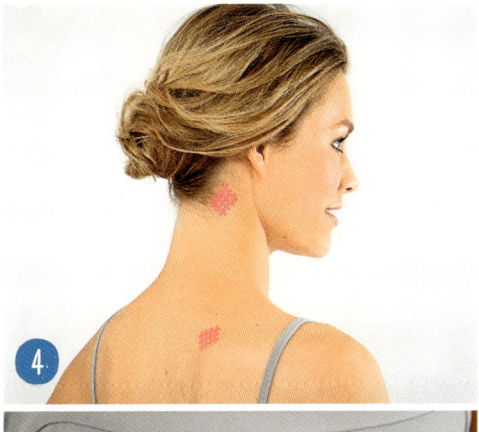

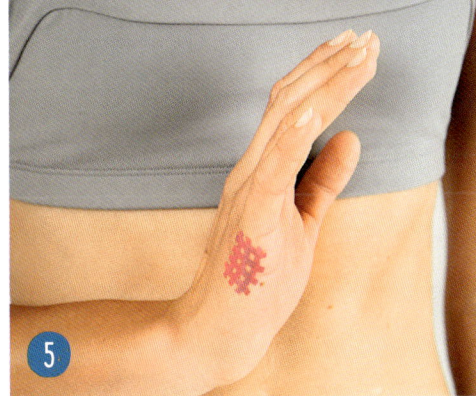

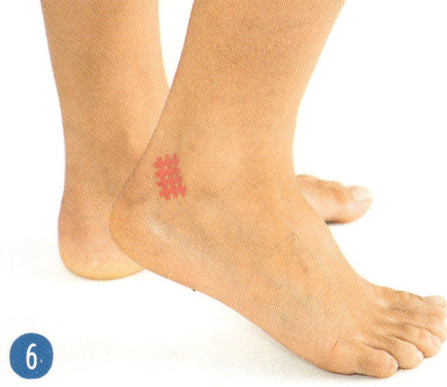

ERGÄNZUNG 6: CROSSTAPE-KOMBI 1

Wirkt reflektorisch bei Beschwerden, die von den Schultern ausgehen:

- **2** Di15, Di11: Der Punkt Dickdarm 15 (Ken Gu, »Ecke der Schulter«) liegt außen an der Schulter, in der Vertiefung unter dem Schlüsselbeinende. Den Punkt Dickdarm 11 (Kyoku Tshi, »See der Kraft an der Ecke«) finden Sie am Ende der Falte im gebeugten Ellbogen.
- **3** Gb34, Bl 57: Der Punkt Gallenblase 34 (Yo Ryo Sen, »Yang- Mundquelle«) liegt seitlich in der knochigen Vertiefung unterhalb der Kniescheibe. Blase 57 (Shyo Zan, »In den Bergen«) liegt im Winkel zwischen den zwei Wadenmuskeln.

ERGÄNZUNG 7: CROSSTAPE-KOMBI 2

Wirkt reflektorisch bei Beschwerden, die von der Halswirbelsäule ausgehen:

- **4** Gb20, Bl11: Der Punkt Gallenblase 20 (Fu Tshi, »Teich des Windes«) liegt an den Seiten der großen Halsmuskeln, unterhalb des Schädelansatzes. Blase 11 (Dà Zhù, »Großes Weberschiffchen«) liegt zwei Fingerbreit neben der Wirbelsäule auf Höhe des oberen Schulterrandes.
- **5** Dü3: Der Punkt Dünndarm 3 (Go Kei, »hintere Furche«) liegt an der Handkante: dort, wo sich eine weiche Hautfalte bildet, wenn Sie eine Faust machen.
- **6** Bl60: Blase 60 (Kon Ron, »Berg«) liegt mittig zwischen dem Ende der Fußknöchelbasis und der Achillessehne.

BESCHWERDEN IN SCHULTERN, ARMEN UND HÄNDEN

Schmerzen in diesen Bereichen sind meist miteinander verknüpft und haben zudem vielfältige Ursachen, die Sie mithilfe von Tapes und Übungen gezielt behandeln können. Für die ersten vier nun folgenden Basistapes gilt die gleiche Auswahl von sechs unterschiedlichen Ergänzungstapes ▶ siehe Seite 80 – 82.

BASISTAPE 1: KAPUZENMUSKELTAPE

Der Kapuzenmuskel besteht aus drei Anteilen: einem absteigenden, einem aufsteigenden und einem querenden Anteil.
Der querende Anteil ist bei Bewegung oder Anspannung der Muskeln am besten von den dreien zu sehen.
Der aufsteigende Teil hat seinen Anfang am obersten Brustwirbel – daher ist es nicht verwunderlich, dass eine schlechte Haltung in der Brustwirbelsäule sich auch bis in den Nacken- und Schulterblattbereich fortsetzt und dort Schmerzen verursachen kann.
Kopfschmerzen entstehen vor allem durch den absteigenden Teil, der von Schulterblatt und Schlüsselbein bis ganz nach oben zum Hinterhaupt (etwa Unterkante Ohr) seinen Verlauf nimmt.
Das Tape sorgt für Ausgleich: Es hilft, die fehlerhafte Haltung zu korrigieren, und unterstützt die Muskulatur in ihrer Haltearbeit. Gleichzeitig entspannt es die zu stark geforderten Muskelfasern.

Hilft bei:
- Schmerzen in Nacken- und Schultern

Was sonst noch hilft:
- Übungen für eine bessere Körperhaltung
- Schwimmen
- Dehnübungen für Schultern und Nacken

Das Anlegen:
- Sie benötigen drei I-Tapes.
- Neigen Sie den Kopf zur Gegenseite des Schmerzes. Das erste Tape wird vom Haaransatz im Verlauf des Nackenmuskels bis zum Schultergelenk geklebt.
- Legen Sie nun die Hand der zu tapenden Seite auf die andere Schulter. Das zweite Tape wird von der Brustwirbelsäule beginnend quer über das Schulterblatt bis zu dessen Ende an der Außenseite geklebt.
- ❶ Nun legen Sie die Hand in den Nacken und neigen sich von der zu tapenden Seite weg. Das dritte Tape wird von der unteren Brustwirbelsäule (am unteren Ende der Rippen) bis zum Ende des zweiten Tape geklebt, die Enden überlappen sich.

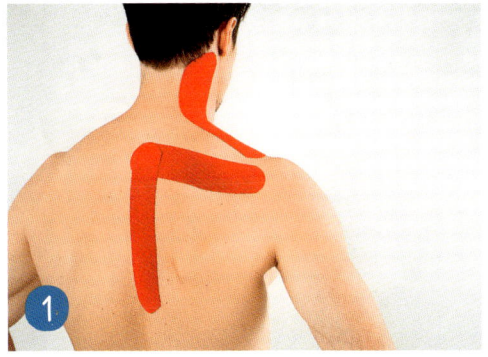 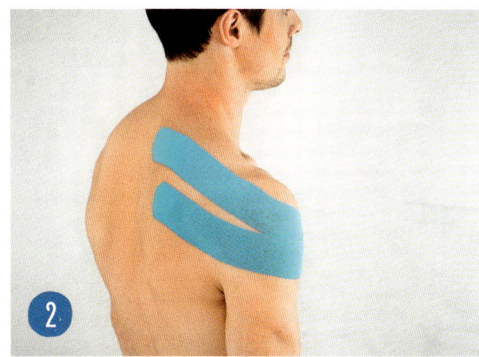

BASISTAPE 2: GRÄTENMUSKELTAPE

Hierfür werden zwei Muskeln getapt: der obere *(m. supraspinatus)* sowie der untere Grätenmuskel *(m. infraspinatus)*. Der obere ist auch für die Spannung der Gelenkkapsel zuständig und für das Heben des Armes nach vorn und außen (Außenrotation). Der untere führt in erster Linie die Außenrotation des Armes durch. Durch ihre besondere Lage zwischen Schulterdach und Oberarmkopf unterliegt die *supraspinatus*-Sehne einer besonderen Beanspruchung: Hohe Belastungen im Schulterbereich, sei es durch Sport, Tennisspielen oder im Beruf (Überkopfarbeiten) begünstigen aufgrund der ständigen mechanischen Reizung der Sehne abnutzungsbedingte Schmerzen und Entzündungen, bis hin zum Riss.

Das Tape »verstärkt« die Sehne und schützt den Muskel vor Überlastung. Es kann vorbeugend immer wieder angelegt werden,

um die Haltung und insbesondere die Schulterdachposition zu verbessern.

Hilft bei:

- Schulterschmerzen
- Impingement-Syndrom (Beeinträchtigung der Gelenkbeweglichkeit)

Was sonst noch hilft:

- Übungen für die Außenrotation
- Schwimmen

Das Anlegen:

- Sie benötigen zwei I-Tapes.
- Legen Sie den Handrücken der zu tapenden Seite auf den Lendenbereich.
- Das erste Tape wird zwei Fingerbreit von der Schulterblattoberkante, im Verlauf der Nackenmuskeln, zum Oberarm geklebt.
- ❷ Das zweite beginnt auf mittlerer Höhe des Schulterblattes an der Wirbelsäule und verläuft ebenfalls zum Oberarm, etwas unterhalb des ersten.

BASISTAPE 3: TAPE FÜR DIE UNTER-ARMRÜCKSEITE

Immer gleiche Bewegungen und Haltungen führen nicht selten im Handbereich zu dauerhaften beziehungsweise immer wiederkehrenden Reizungen und Überlastungen der Muskelsehnen. Das kann beim Tennisspielen oder Golfen, bei Wurfsportarten und beim Turnen sowie bei viel geübten Kunststücken auf dem Fahrrad geschehen, aber auch bei der täglichen Computerarbeit, ebenso bei Haushaltsarbeit – insbesondere Scheibenputzen oder das Auswringen können zu Überlastungszuständen führen. Begünstigt wird dies durch eine zu schwache Muskulatur. Die Strukturen im betroffenen Bereich werden immer mehr in Mitleidenschaft gezogen, was am Beispiel der Arbeit mit der Computermaus so aussieht: Die Hand ist – auch aufgrund einer Schwäche der Unterarmmuskulatur – immer leicht nach oben gebeugt, der Zeigefinger nach unten, darunter leidet die Durchblutung in diesem Abschnitt, was Überreizungen der Sehnen begünstigt.

Das Tape hält die Durchblutung auch bei größeren Belastungen in Gang und »massiert« gleichzeitig den überlasteten Bereich ▶ siehe Seite 14.

Hilft bei:
• Überlastung der Unterarmmuskulatur
• Handschmerzen
• Tennisellbogen
• Golferellbogen

Was sonst noch hilft:

Dehnen und kräftigen Sie Ihre Unterarmmuskulatur. Für diesen Bereich gibt es kleine Trainingshelfer: unterschiedliche Handtrainer (etwa Knautschbälle) oder spezielle Stäbe aus Gummi siehe Tipps Seite 121.

Das Anlegen:
• Sie benötigen zwei I-Tapes von unterschiedlicher Länge.
• Strecken Sie den zu tapenden Arm nach hinten, der Handrücken zeigt dabei Richtung Boden.
• Das erste, längere Tape wird nun vom Handrücken bis zwei Fingerbreit über dem Ellenbogen geklebt.
• ❶ Das zweite, kürzere Tape verläuft leicht quer dazu, es reicht vom äußeren oberen Ende der Ellbogenspitze bis etwa zur Ellenbeuge.

BASISTAPE 4: MEDIANUS-NERVENTAPE

Der Karpaltunnel in der Handgelenksinnenseite, ein knochiger Durchlass für Muskeln und Nerven, kann bei Dauerbelastung der Hand zur Engstelle werden und somit zu Schmerzen führen. Dabei kommt es durch das Anschwellen der überlasteten, teilweise entzündeten Sehnen zu einer Kompression des dort durchlaufenden Medianus-Nervs. Besonders nachts schlafen die Hände ein, bei starker Ausprägung kommt es auch tagsüber zu Schmerzen und zu Kraftverlust im Daumenbereich. Auch eine Schmerzausstrahlung in den Arm ist möglich.

Ein zurückliegender Sturz auf die Hand oder ein Aufprall mit dem Fahrrad mit einer leichten Verschiebung der Handwurzelknochen engt ebenfalls diesen Bereich ein und kann Ursache für Reizungen und Entzündungen sein.

Nicht zu vergessen ist die Halswirbelsäule, denn Blockierungen hier können ebenfalls bis in die Hände ausstrahlen!

Um den Großteil der möglichen Auslöser abzudecken, wird das Medianus-Tape auch von der Handinnenfläche bis zur Halswirbelsäule geklebt.

Hilft bei:

- Handgelenkschmerzen
- Armschmerzen
- Karpaltunnelsyndrom

Das Anlegen:

- Sie benötigen ein I-Tape.
- Sie sitzen auf einem Hocker ohne Lehne, Ihr zu tapender Arm ist etwas weniger als 90 Grad seitlich angehoben, Ihre Hand ist maximal geöffnet, und die Finger sind maximal gespreizt. Ihr Kopf ist von Ihrem Arm weggedreht.
- Sie beginnen an der Handinnenfläche, dann verläuft das Tape über die Unterarminnenfläche, weiter über die obere Innenseite des Oberarms, über die Schulter bis zwei Fingerbreit oberhalb des Schlüsselbeins.
- ❷ Der Endpunkt des Medianus-Tape ist schließlich der untere Halswirbelsäulenbereich.

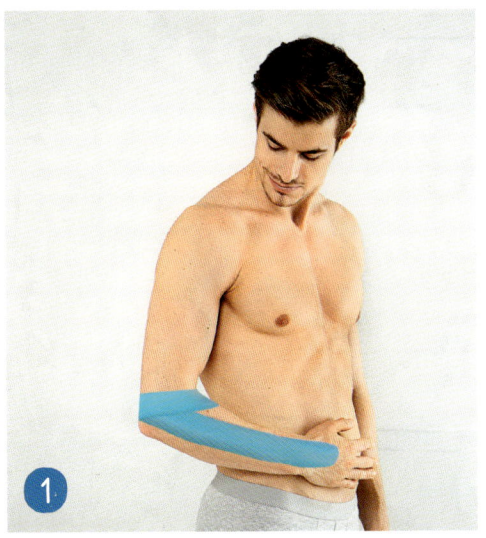
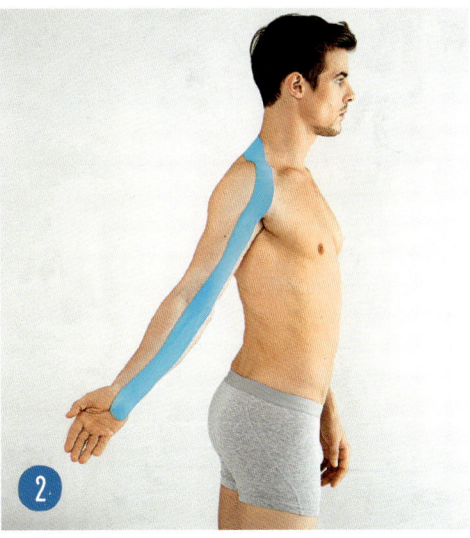

79

ERGÄNZUNG 1: HWS-TAPE

1 Blockaden und Fehlstellungen der Halswirbelsäule sind oftmals Auslöser für Missempfindungen, Schmerzen und Entzündungen in den Schultern, Ellbogen und Händen. Wenn Sie Ihre Beschwerden auch in der Beschreibung zum HWS-Tape ▶ **siehe Seite 70** wiedererkennen, ist es als ergänzende Anwendung auch hier sicher sinnvoll.

ERGÄNZUNG 2: CROSSTAPE-KOMBI

Wenn die Beschwerden vom Bereich der Schultern ausgehen, können Sie zusätzlich zum gewählten Basistape von Seite 78 die folgende Kombination von Crosstapes anlegen. Sie lindern damit zusätzlich die Schmerzen und die Anspannung:

- **2** Di15, Di11: Der Punkt Dickdarm 15 (in der Meridian-Lehre heißt er Ken Gu, »Ecke der Schulter«) liegt außen an der Schulter, in der Vertiefung unter dem Schlüsselbeinende. Den Punkt Dickdarm 11 (Kyoku Tshi, »See der Kraft an der Ecke«) finden Sie am Ende der Falte im gebeugten Ellbogen.
- **3** Gb34, Bl 57: Der Punkt Gallenblase 34 (in der Meridian-Lehre trägt er den Namen Yo Ryo Sen, »Yang-Mundquelle«) liegt seitlich in der knochigen Vertiefung unterhalb der Kniescheibe. Blase 57 (Shyo Zan, »In den Bergen«) liegt im Winkel zwischen den zwei Wadenmuskeln.

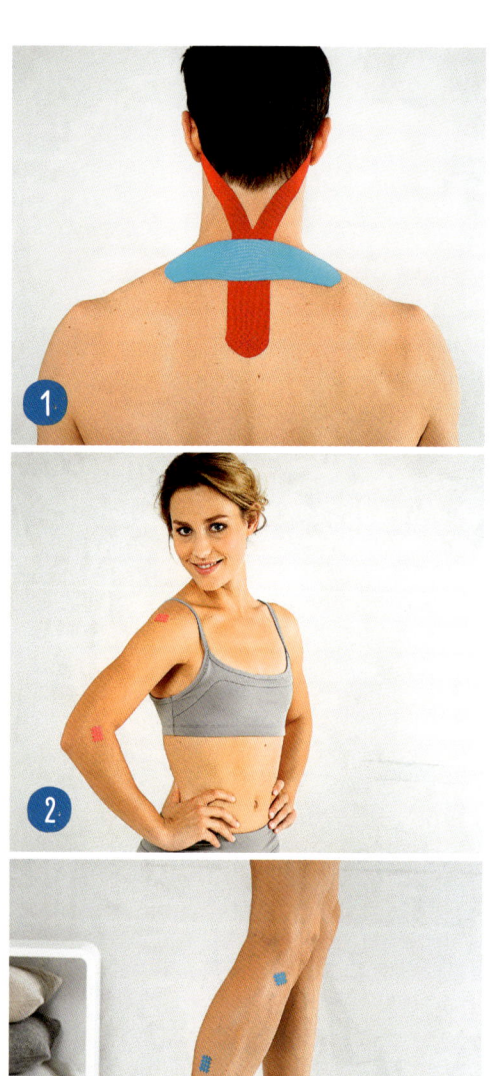

KLEINES »BÜRO-PROGRAMM« FÜR SCHULTERN, ARME UND RÜCKEN

Drei kleine Übungen, immer wieder in Ihren Arbeitstag eingestreut, helfen Ihnen, unangenehme Anspannung zu lösen.

1. WIRBELSÄULE AUFRICHTEN

- Sie sitzen aufrecht, beide Hände liegen auf der Nackenmuskulatur, die Ellbogen zeigen nach vorn.
- Oberkörper und Kopf langsam nach vorn einrollen, bis die Nasenspitze nach unten zeigt. Dabei ausatmen.
- Mit dem Einatmen heben Sie Oberkörper und Kopf an, bis Ihre Nasenspitze wieder nach vorn zeigt, die Ellbogen gehen dabei nach außen. Ihr Kopf und Nacken sollte nun wieder in Verlängerung der Wirbelsäule sein.
- Wiederholen Sie dies 3- bis 5-mal.

2. SCHULTERN MOBILISIEREN

- Sie sitzen oder stehen aufrecht, Kopf und Nacken in Verlängerung der Wirbelsäule. Breiten Sie die Arme auf Schulterhöhe aus, die Handflächen zeigen zum Boden.
- Drehen Sie die Arme so, dass Ihre Daumen nach unten zeigen, und ziehen Sie mit den Fingerspitzen nach hinten. Atmen Sie einmal ein und aus und drehen die Arme in die Ausgangsposition.

- Nun drehen Sie die Arme so, dass die Daumen zur Decke zeigen. Versuchen Sie, die Finger beider Hände nach hinten zeigen zu lassen. Atmen Sie tief ein und aus und lassen Sie dann die Arme locker fallen.
- Wiederholen Sie dies 1- bis 3-mal.

3. NACKEN SEITLICH DEHNEN

- Sie sitzen oder stehen aufrecht. Legen Sie die rechte Hand rechts an den Kopf und geben behutsam Widerstand. Den linken Arm strecken Sie nach unten, die Handfläche zeigt nach vorn.
- Beugen Sie das linke Handgelenk nach hinten, sodass die Handfläche nach außen unten zeigt. Halten Sie die Spannung zwei Atemzüge lang, lösen Sie sie dann behutsam auf.
- Neigen Sie nun den Kopf nach links, Ihre Nasenspitze zeigt nach vorn. Beide Schulterblätter leicht zur Wirbelsäule ziehen, zwei Atemzüge lang halten.
- Nun das Ganze seitenverkehrt wiederholen. 1 bis 2 Wiederholungen je Seite.

ERGÄNZUNG 3: RIPPENHALTERTAPE

❶ Hilft zusätzlich, wenn auch die Halswirbelsäule Schmerzen bereitet und diese in Schultern/Arme ausstrahlen ▸ siehe Seite 72.

ERGÄNZUNG 4: RAUTENMUSKELTAPE

Der kleine und der große Rautenmuskel führen das Schulterblatt nach oben und innen. Sitzende Tätigkeit sowie eine allgemein schlechte Haltung mit leicht bis stark nach vorn geneigtem Oberkörper führen zu Verspannungen und Überlastung der Rautenmuskulatur. Das Tape lindert die Schmerzen, macht die Fehlhaltung bewusst und hilft, die Beweglichkeit wiederherzustellen.

Hilft bei:
- Schmerzen im Arm
- Schmerzen in der Brustwirbelsäule
- ergänzend: bei Magenbeschwerden
  ▸ siehe Seite 104

Was sonst noch hilft:
- Dehnung der Rautenmuskeln
- Brustschwimmen

Das Anlegen:
- Sie benötigen ein Y-Tape.
- Legen Sie die Hand der zu tapenden Seite auf die andere Schulter. Neigen Sie den Kopf zu dieser Seite, und gleichzeitig drehen Sie Ihn von dieser Seite weg.
- ❷ Den oberen Schenkel kleben Sie auf den spürbar prominenten Halswirbel, den anderen Schenkel etwa einen Fingerbreit unter diesen. Der Endpunkt liegt mittig am Ende des Schulterblattes.

ERGÄNZUNG 5: BRUSTMUSKELTAPE

❸ Hilft, wenn Schmerzen oder Verspannungen in der Brustmuskulatur in die Schulter ausstrahlen ▸ siehe Seite 68.

ERGÄNZUNG 6: LYMPHTAPE ARME

Stauungen im Armbereich gehen meist mit einer Überlastung der Achsellymphknoten einher oder auch mit Lymphknotenentfernung und sonstigen operativen Eingriffen in Arm und Hand. Aber auch bei nicht so deutlich sichtbaren Stauungen, etwa nach starker Überlastung der Handsehnen, sollten Sie von Anfang an dieses Tape mit anlegen. Gerade im Handbereich ist es zwischen Sehnen, Nerven, Gefäßen und Knochen sehr eng. Kommt noch eine Schwellung dazu, kann diese unangenehmen Druck aufbauen.

Hilft bei:
- Schwellung/Stauung in Arm und Hand
- Sehnenscheidenentzündung
- Schmerzen in den Armen

Was sonst noch hilft:
- leichte Bewegungen wie etwa Taiji
- Wechselduschen (nicht bei Entzündung!)
- Umschläge mit Quark oder Retterspitz

Das Anlegen:
- Sie benötigen zwei Fächertapes.
- Im Stehen oder Sitzen kleben Sie die Basis unterhalb des Schlüsselbeins.
- Der Fächer mit der unteren Basis wird Richtung Außenseite Ellenbogen geklebt.
- ❹ Der zweite Fächer wird über die Schulter Richtung Ellenbeuge geführt.

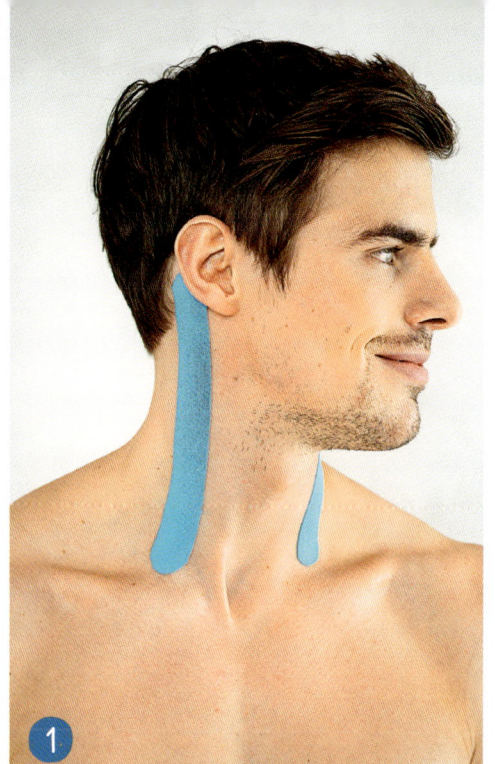

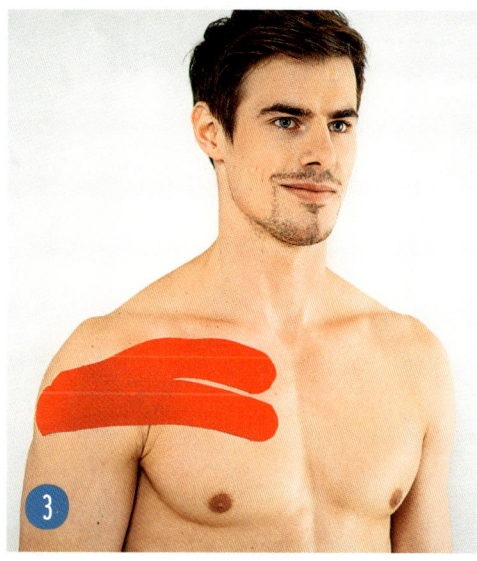

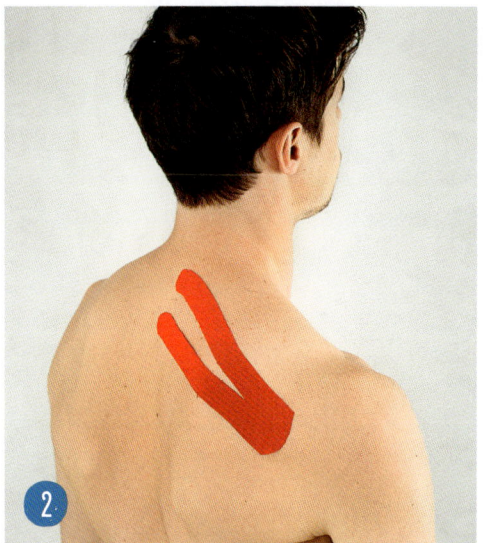

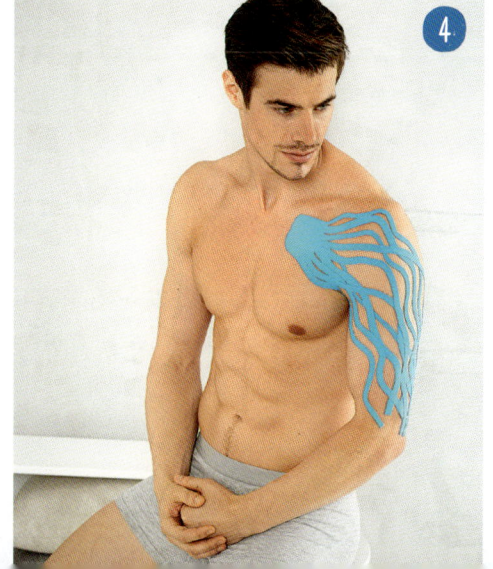

BASISTAPE 5: HANDBEUGERTAPE

Während Beschwerden der Unterarmaußen-
seite ▸ siehe Seite 78 stärker bei leicht ange-
hobener Hand auftreten, entstehen Überlastungen der Unterarminnenseite seltener,
aber häufig beim Golfen.
Hier schützt das Tape in besonderem Maß
die Muskulatur vor weiterer Überlastung.

Hilft bei:
- Golferellbogen, Tennisellbogen
- Handschmerzen
- Überlastung der Handflächenmuskeln

Was sonst noch hilft:
Dehnen und kräftigen Sie Ihre Unterarmmuskulatur, dafür gibt es kleine Trainingshelfer wie in den Tipps auf Seite 121.

Das Anlegen:
- Sie benötigen drei I-Tapes.
- Der Arm wird nach hinten gestreckt, die
  Handfläche zeigt Richtung Boden.
- Das erste Tape wird von der Handinnen-
  seite bis in die Ellenbeuge geklebt.
- Das zweite Tape wird quer an das Handge-
  lenk nach außen führend angelegt.
- ❶ Das dritte startet an der Ellenbeuge
  und verläuft ebenfalls nach außen.

ERGÄNZUNG 1: ELLENBOGENGELENK-BEUGER-TAPE

Sobald wir etwas mit der Hand anheben,
und sei es nur eine Tasse, wird der Ellbogen-
beugemuskel aktiviert. Bei schwerem Heben
kann es zu Überlastung, Schmerzen sowie
Überreizung der Sehnenansätze kommen.

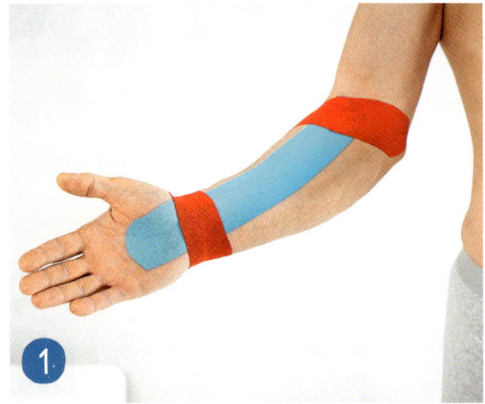

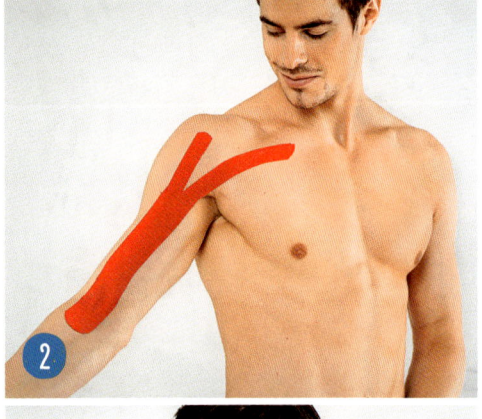

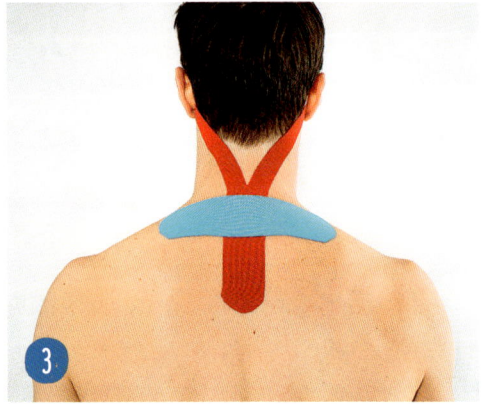

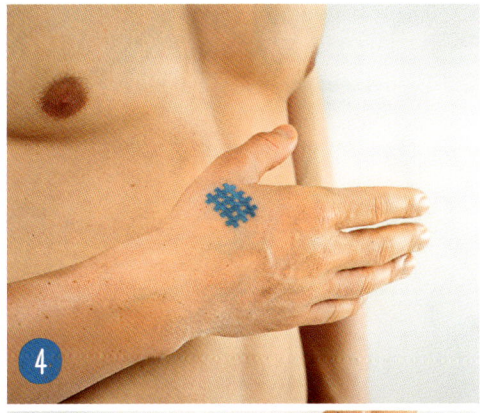

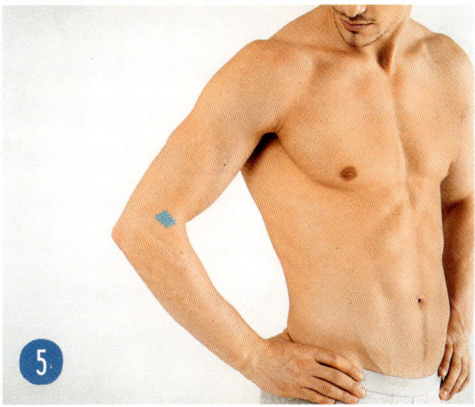

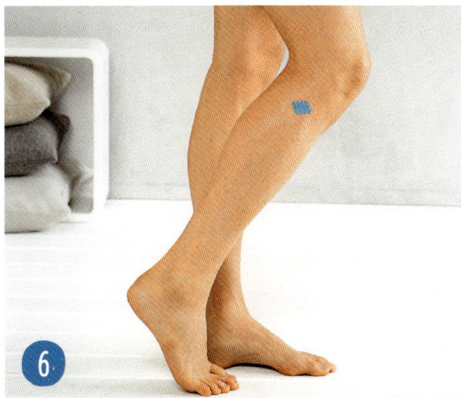

Gerade wenn Sie mit einer Sportart wie Tennis oder Golf beginnen, können Sie die beanspruchten Muskeln durch ein Tape unterstützen. Es erlaubt eine wesentlich bessere Bewegungsfreiheit als eine Bandage und ist dieser fast immer vorzuziehen, da es den Blutfluss nicht einengt, sondern anregt und das Gewebe in Bewegung sanft massiert.

Hilft bei:
- Tennis- und Golferellbogen
- Überstreckungstendenz des Ellbogens

Was sonst noch hilft:
- sportartspezifische Kräftigungsübungen
- Dehnübungen
- Verbände mit Arnika-/Traumeel®-Salbe

Das Anlegen:
- Sie benötigen ein Y-Tape mit einer sehr langen Basis.
- Der Arm wird nach hinten gestreckt. Die Schenkel setzen an der Schulterspitze und an der Brustmuskulatur Richtung Kopf an.
- **2** Das Tape endet zwei Fingerbreit nach der Ellenbeuge auf dem Unterarm.

ERGÄNZUNG 2: HWS-TAPE

3 Das Tape hilft, wenn Beschwerden der Halswirbelsäule in die Unterarme ausstrahlen ▸ siehe Seite 70.

ERGÄNZUNG 3: CROSSTAPE-KOMBI

Hilft unterstützend gegen die Schmerzen:
- **4** Di4 ▸ siehe Seite 64
- **5** Di11 ▸ siehe Seite 80
- **6** Gb34 ▸ siehe Seite 67

BASISTAPE 6: DAUMENGELENKSTAPE

Ob feine Bewegung mittels Pinzettengriff oder kraftvolles Zugreifen per Flaschengriff: Ohne unsere Daumen hätten wir Menschen uns gar nicht so weit entwickeln können. Kein Wunder, dass die Daumensattelgelenkarthrose (Rhizarthrose) ab dem 50. Lebensjahr die häufigste arthrotische Veränderung am Handskelett ist. Arbeiten, bei denen besonders die Daumen zum Einsatz kommen, führen oft zu Überlastungen und Abnutzungen des Knorpelgewebes.

Das Tape stabilisiert das Daumengelenk und entlastet die strapazierte Muskulatur.

Hilft bei:

- Daumensattelgelenkarthrose
- reflektorisch: Atemwege ▶ siehe Seite 90

Was sonst noch hilft:

- gelegentliches leichtes Ziehen am Daumen zur Entlastung des Gelenks

- Querdehnung und Massage der Muskeln zwischen Daumen und Zeigefinger durch den Physiotherapeuten

Das Anlegen:

- Sie benötigen zwei I-Tapes.
- Der Arm wird nach hinten gestreckt, das Handgelenk ist gerade.
- Das erste Tape kleben Sie seitlich an und über das Daumengelenk.
- ① Das zweite Tape wird längs halbiert und von innen doppelt mit einer Schleife um das Daumengelenk geklebt.

ERGÄNZUNGSTAPE: HWS-TAPE

② Das Tape für die Halswirbelsäule ist als Ergänzung zum Daumengelenkstape sinnvoll, wenn Beschwerden in der Halswirbelsäule in Hand/Arm ausstrahlen bzw. Schmerzen dort den Nacken verspannen lassen. Die Anlage finden Sie auf Seite 70.

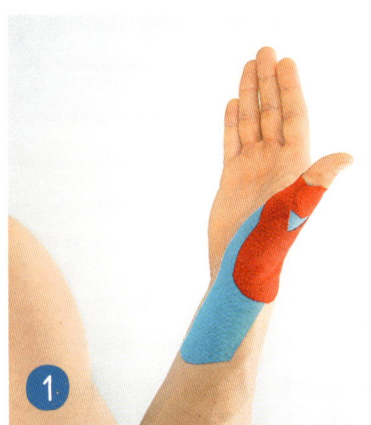

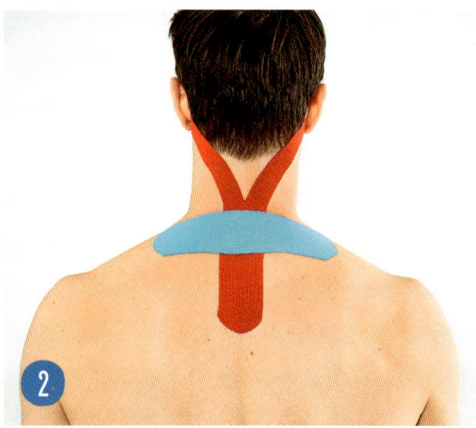

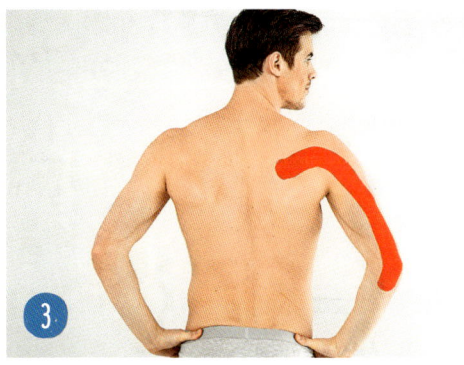

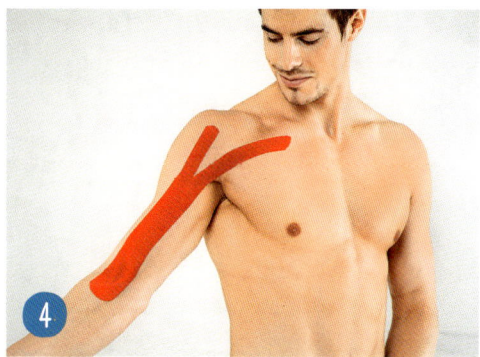

BASISTAPE 7: ELLBOGEN-STRECKERTAPE

Ellbogenschmerzen können durch Überlastung des Gelenkbereiches oder eine reine Sehnenüberlastung entstehen. Aber auch eine mögliche Ausstrahlung aus der Halswirbelsäule sollte immer berücksichtigt werden, ebenso Triggerpunkte ▸ siehe Seite 37 im unteren Schulterblattbereich, die Beschwerden im Ellbogen oder auch Kleinfingerbereich auslösen können.

Auch deswegen wird der Beginn des Tape am unteren Schulterblatt gewählt. Es versorgt die Region mit mehr Blut und entspannt zusätzlich den Triggerpunkt. Zusätzlich gibt es in der Armbewegung mehr Halt und stabilisiert das Schulterblatt, was neue Verspannungen vermeidet.

Hilft bei:
- Handschmerzen, vor allem im Kleinfingerbereich
- Ellbogenschmerzen

Was sonst noch hilft:
Bei Schmerzen direkt im Handgelenk kann der Physiotherapeut mit leichtem Zug arbeiten. Dehnungen im Unterarmbereich lösen zusätzlich Spannungen auf.

Das Anlegen:
- Sie benötigen ein I-Tape.
- Führen Sie Ihre Hand von oben Richtung Schulterblatt/Nacken.
- ❸ Das Tape wird mittig auf den unteren Teil des Schulterblatts bis zwei Fingerbreit über die Ellbogenspitze geklebt.

ERGÄNZUNG 1: ELLBOGENGELENK-BEUGER-TAPE

❹ Sorgt zusammen mit dem Basistape 7 für eine ausgewogene Belastung des Gelenkes. Die genaue Beschreibung des Anlegens ▸ siehe Seite 84.

ERGÄNZUNG 2: HWS-TAPE

❷ Siehe linke Seite.

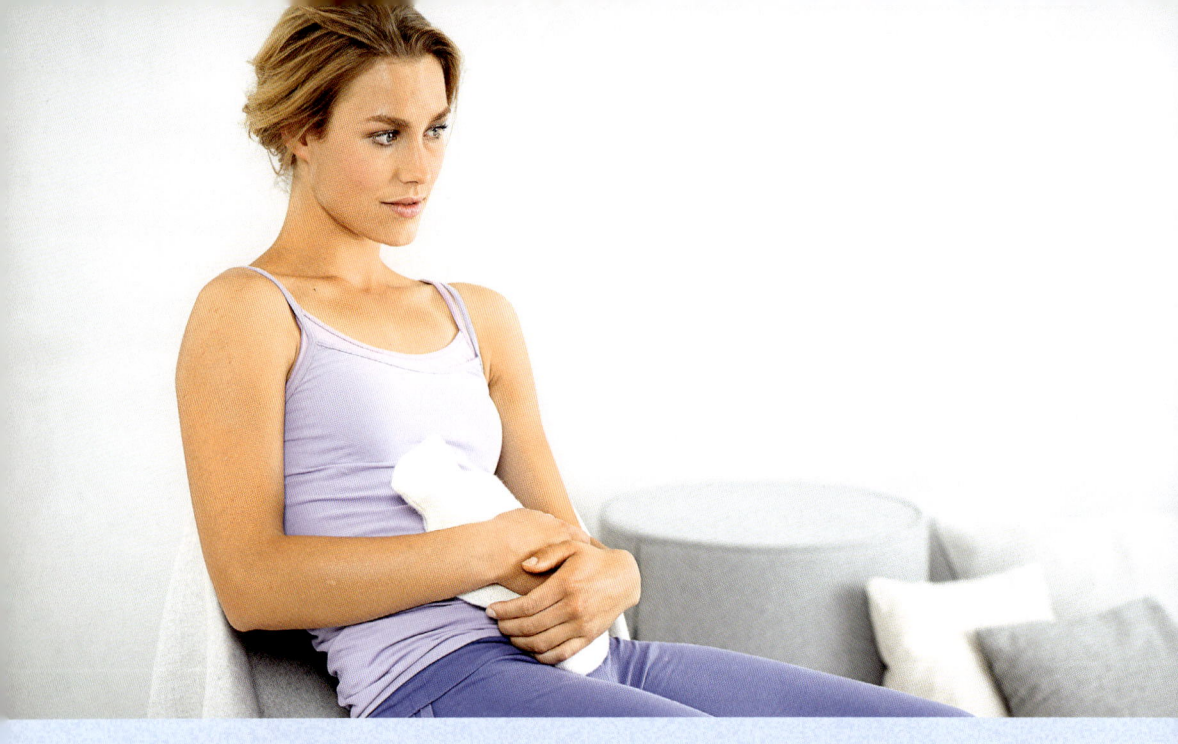

TAPES BEI ALLGEMEINBESCHWERDEN

Bei der Behandlung von Allgemeinbeschwerden macht sich vor allem die Traditionelle Chinesische Medizin die zahlreichen auf der Haut liegenden Behandlungspunkte zunutze. Diese befinden sich auf den Energieleitbahnen unseres Körpers, den Meridianen ▸ siehe Seite 17 f. Die Stimulation der Punkte erfolgt traditionell mit Akupunkturnadeln, Fingerdruck (Akupressur), speziellen Wärmezigarren (Moxa) – und seit einigen Jahren auch mithilfe von Crosstapes. Diese bieten die Möglichkeit, sehr schonend und sanft die Behandlung vieler Beschwerden zu unterstützen.

Neben ihrer ergänzenden Anwendung bei Beschwerden des Bewegungsapparats, wie sie im vorhergehenden Abschnitt gezeigt wurde, stellen die Crosstapes also auch eine Art kleine Tape-Hausapotheke für viele Alltagsbeschwerden dar.

Beschwerden reflektorisch und direkt behandeln

Diesmal sind die Crosstapes »Hauptdarsteller«, die kinesiologischen Tapings dienen, wo es sinnvoll ist, als Ergänzung. Bei Verdauungsproblemen zum Beispiel setzt man auf die entsprechenden Akupunkturpunkte die Crosstapes und versorgt zusätzlich den Bauchbereich mit einem kinesiologischen Tape. Hinzu kommen bewährte Hausmittel, die ebenfalls jeweils kurz genannt werden. So können Sie Beschwerden gleichzeitig auf reflektorischem Wege und »an Ort und Stelle« angehen.

Ursachen abklären, Erkenntnisse gewinnen

Falls die Ursachen Ihrer Beschwerden nicht eindeutig sind, eine Beschwerde häufig auftritt oder sehr lange braucht, um abzuklingen, sollten Sie immer einen Arzt oder Therapeuten um Rat fragen. Hier ein Beispiel: Kann bei regelmäßigen Blasenbeschwerden eine bakterielle Infektion vom Arzt ausgeschlossen werden, ist möglicherweise ein schwacher Beckenboden der Auslöser, etwa aufgrund von Geburten oder durch zu hohen Druck der über dem Beckenboden liegenden Organe. Auch kann eine Blockade im Kreuzbein-Darmbein-Gelenk vorliegen, denn aus diesem Bereich entspringen die Nerven, welche die Blase versorgen. Erfahrungsgemäß sind Allgemeinbeschwerden

selten auf ein einziges Problem zurückzuführen, vielmehr sind sie eine Ansammlung von wenigen bis vielen, kleinen bis großen, meist funktionellen, Störungen auf verschiedenen Körperebenen und in verschiedenen Körperarealen.

Sehr häufig können Sie die Heilung mit den Tapes wirkungsvoll unterstützen. Jedoch sollten im Zweifelsfall ernsthafte Erkrankungen ausgeschlossen werden. Nicht nur, weil so unnötige Risiken vermieden werden, sondern Sie erhalten gleichzeitig wichtige Zusatzinformationen zu Körperbereichen, die eventuell ebenfalls belastet sind. So können Sie auch diese gezielt in die Behandlung miteinschließen.

TIPP

EINFACHE ANWENDUNG

Durch die im Vergleich zur Akupunkturnadel größere Behandlungsfläche ist es mit den Crosstapes möglich, den gesuchten Punkt zu behandeln, ohne ihn hundertprozentig genau aufzuspüren. Auch deshalb sind die Crosstapes perfekt für die Eigenanwendung. Erfahrene Behandler wissen, dass man mit der Zeit ein genaues Gefühl für die richtige Stelle entwickelt, sodass das Gittertape von dem Punkt regelrecht »angezogen« wird.

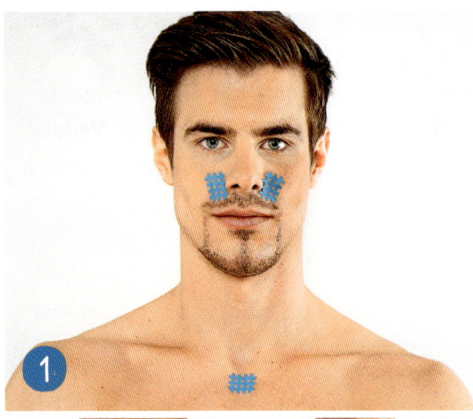

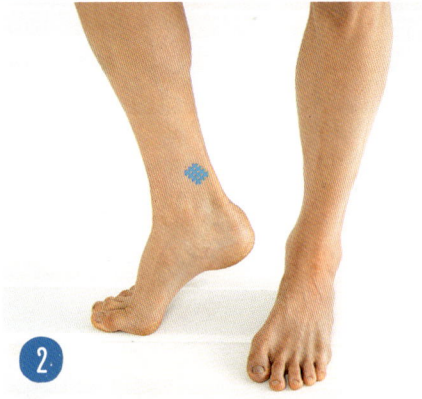

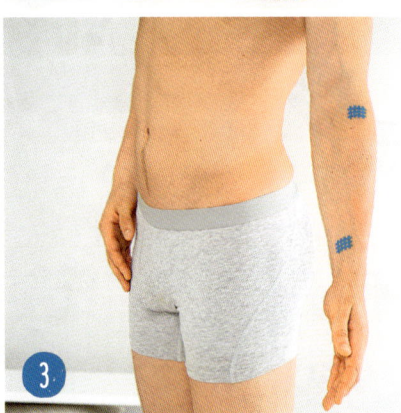

Asthma bronchiale und Bronchitis

Das wohl am meisten belastende Symptom von Bronchialasthma und Bronchitis ist die erschwerte Atmung. Die Tapes können helfen, den Atem leichter fließen zu lassen.

CROSSTAPE-KOMBINATION

Die folgende Kombination aus fünf Akupunkturpunkt-Tapes erleichtert und befreit die Atmung.

- **1** KG22 und Di20: Der Punkt Konzeptionsgefäß 22 (Tiantu, »Himmlische Erhebung«) liegt in der Mulde zwischen den beiden Schlüsselbeinknochen über dem Ende des Brustbeins. Den Punkt Di20 (Gei Ko, »Willkommener Duft«) finden Sie in den beiden kleinen Kerben an den Seiten der Nase, ein winziges Stück nach außen vom breitesten Punkt der Nasenflügel.
- **2** Mi6: Der Punkt Milz 6 (San Yin Ko, »Treffpunkt der drei Yin-Meridiane«) liegt auf der Unterschenkelinnenseite, drei Fingerbreit über dem inneren Fußknöchel am Innenrand des Schienbeins.
- **3** L5 und L7: Der Punkt Lunge 5 (Shoku Taku, »In der Furche«) liegt an der Außenseite der Sehne in der Ellbogenbeuge. Der Punkt Lunge 7 (Lie que, »Lücke in der Reihe«) liegt zwei Fingerbreit oberhalb des Daumengrundgelenks in der dort fühlbaren kleinen Mulde.

ERGÄNZUNG 1: ZWERCHFELLTAPE

Das Tape wirkt unterstützend bei Atembeschwerden, die auch mit Halswirbelsäulenbeschwerden, Beschwerden am unteren Rippenbogen und Kopfschmerzen einhergehen können ▸ siehe Seite 74.

Das Zwerchfell ist unser wichtigster Atemmuskel, es trennt horizontal Brust- und Bauchraum. Beim Einatmen bewegt es sich nach unten, beim Ausatmen nach oben. Kann es dies nicht mehr ungehindert tun, spricht man von Zwerchfelltiefstand. Muskeln, Nerven und Gefäße, die oberhalb mit dem Zwerchfell verbunden sind, werden gedehnt oder gespannt.

Das Tape entspannt den Rippenbogen und erleichtert die Atmung. Das Zwerchfell kann so leichter zu einer normalen Bewegung und Position zurückfinden.

Das unterstützt die Tapewirkung:
- Übungen für bessere tiefe Atmung
- Dehnübungen für alle Bauchmuskeln

Das Anlegen:
- Sie benötigen ein I-Tape.

- Legen Sie sich auf den Rücken, und heben Sie beide Arme nach oben.
- ④ Sie beginnen in der Mitte unterhalb des Brustbeins und streichen im Verlauf des Rippenbogens das Tape links und rechts aus. Atmen Sie dabei tief ein.

ERGÄNZUNG 2: DAUMENGELENKSTAPE

Stabilisiert und entlastet das Daumengelenk ▸ siehe Seite 86, hilft auf reflektorischem Wege bei Atemwegebeschwerden.

Das Anlegen:
- Sie benötigen zwei I-Tapes.
- Der Arm wird nach hinten gestreckt, das Handgelenk ist gerade.
- Das erste Tape kleben Sie seitlich an und über das Daumengelenk.
- ⑤ Das zweite Tape wird längs halbiert und von innen doppelt mit einer Schleife um das Daumengelenk geklebt.

Bauchschmerzen

Siehe Verdauungsbeschwerden, ab Seite 116.

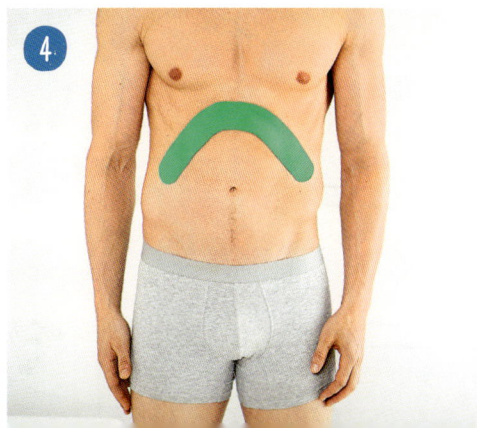

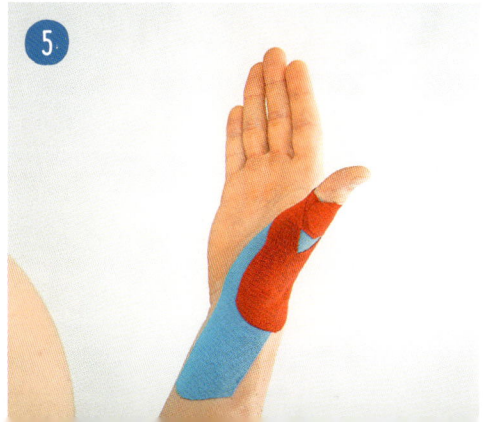

Blasenbeschwerden

Eine schwache, häufig entzündete Blase kann im Alltag sehr unangenehm sein. Die Tapes auf dieser Seite sollten Sie in jedem Fall anwenden, diejenigen auch der rechten Seite bei Bedarf zusätzlich.

CROSSTAPE-KOMBINATION

- **①** Mi6, Ni3: Der Punkt Milz 6 (San Yin Ko, »Treffpunkt der drei Yin-Meridiane«) liegt auf der Unterschenkelinnenseite, drei Fingerbreit über dem inneren Fußknöchel. Der Punkt Niere 3 (Tai Kei, »große Furche«) liegt ein Stück darunter, auf halbem Weg zwischen Fußknöchelbasis und Achillessehne.

KINESIOLOGISCHES BLASENTAPE

- Ein schwacher Beckenboden, der die Blase nicht in ihrer anatomischen Position halten kann, ist meist für Inkontinenzzustände verantwortlich. Das Tape wird daher, wenn irgend möglich, sehr tief beginnend an der Schamgrenze geklebt, um den Beckenboden zu unterstützen. Auch bakterielle Infektionen oder Stauungen im Unterleibsbereich können die Ursache für Blasenbeschwerden sein.
- Das Tape soll von außen dem Blasenbereich Unterstützung geben und den Beckenboden kräftigen.
- Tipp: Alternativ können Sie bei gleichzeitigen Menstruationsbeschwerden das Kleinbeckentape von Seite 107 anlegen.

Hilft bei:
- Blasenbeschwerden
- Inkontinenz

Das unterstützt die Tapewirkung:
- Spezielle Atemübungen für den Beckenboden
- Beckenbodengymnastik
- Bei Übergewicht kann schon eine Gewichtsreduktion die Beschwerden lindern

Das Anlegen:
- Sie benötigen drei I-Tapes.
- Sie können zum Anlegen der Tapes sitzen oder liegen.
- Die ersten beiden beginnen jeweils im Leistenbereich (alternativ erst oberhalb

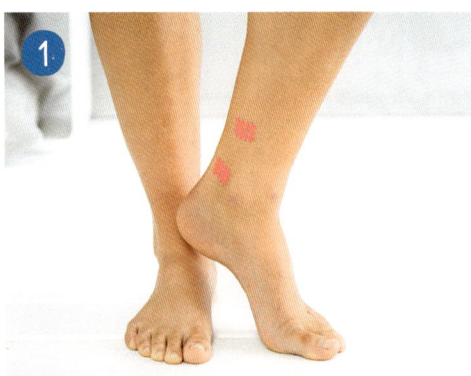

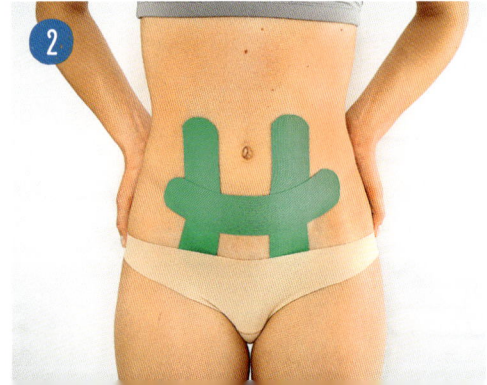

der Schamhaargrenze) und enden links und rechts vom Bauchnabel.

- **2** Das dritte Tape wird in der Mitte mit maximaler Spannung aufgedehnt und sodann drei Fingerbreit unterhalb des Bauchnabels geklebt, die beiden Enden streichen Sie nach oben aus.

ERGÄNZUNG 1: KREUZBEINSTERNTAPE

- **3** Das Tape unterstützt nicht nur die Blasenfunktion zusätzlich, sondern ist auch bei Prostatabeschwerden hilfreich. Mehr zur Wirkung und zum Anlegen ▸ siehe Seite 63.

ERGÄNZUNG 2: TAPE FÜR DIE GERADEN BAUCHMUSKELN

- **4** Das Tape wirkt über seine stützende Funktion von außen und soll die Blase etwas zurück in ihre vorgesehene anatomische Position »heben«, falls sie durch einen zu schwachen Beckenboden abgesunken ist (Beckenbodentraining nicht vergessen!). Welche Wirkungen das Tape sonst noch hat und wie Sie es richtig anlegen, wurde bereits auf Seite 61 genau beschrieben.

ERGÄNZUNG 3: KNIEBEUGERTAPE

- **5** Dieses an der Oberschenkelrückseite angebrachte Tape wirkt auf reflektorischem Wege über den Blasenmeridian. Mehr dazu sowie das genaue Anlegen sind auf Seite 56 zu finden.

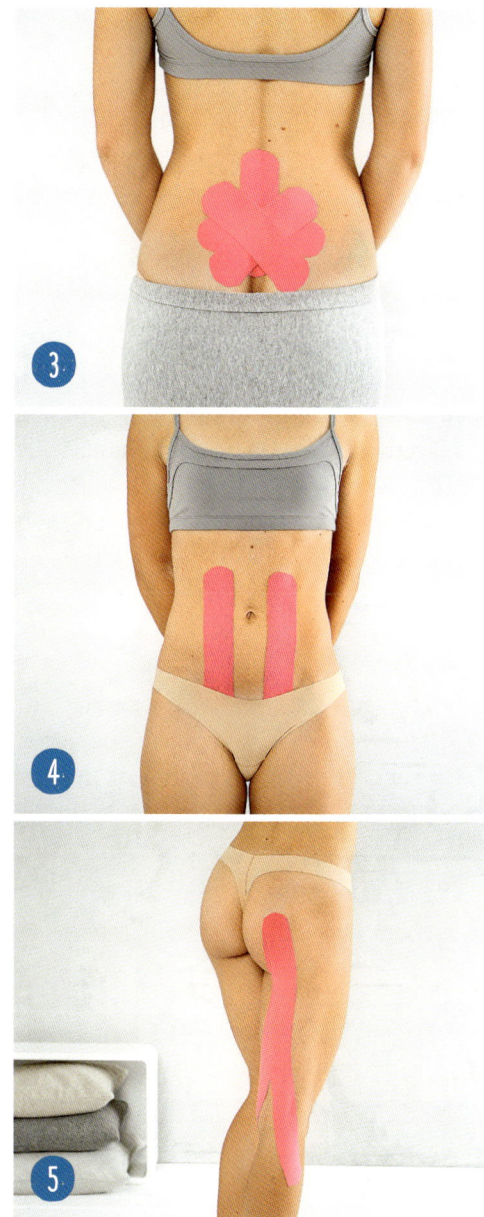

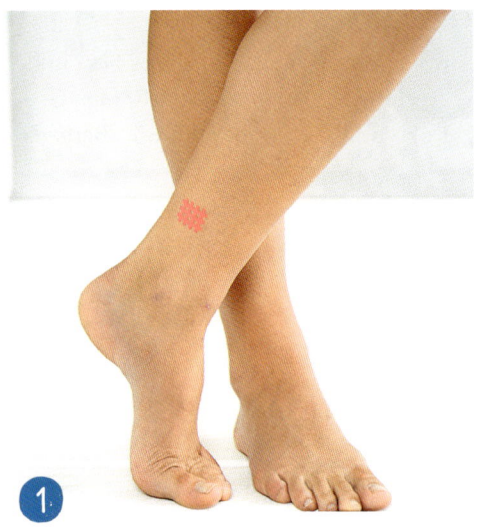
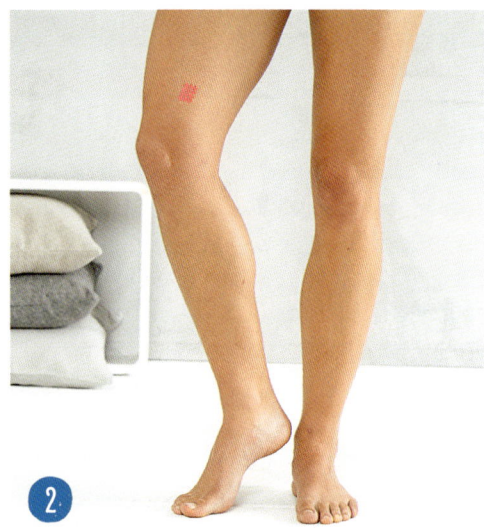

Bluterguss

Ein Bluterguss (Hämatom), meist oberflächlich unter der Haut gelegen, entsteht durch
Einwirkung von außen, etwa durch Schlag,
Stoß, Sturz oder nach einem operativen Ein-
griff, infolge dessen kleine Blutgefäße ver-
letzt werden und Blut ins Gewebe tritt.
Manche Menschen bekommen schon bei
kleinster Gelegenheit »blaue Flecken« – das
ist in der Regel kein Grund zur Sorge, sondern höchstens ein ästhetisches Problem.
Die meisten Blutergüsse heilen von selbst im
Laufe von zwei bis drei Wochen ab. Mit der
Crosstape-Kombination können Sie die Heilung unterstützen.

CROSSTAPE-KOMBINATION

- ① Mi 6: Der Punkt Milz 6 (San Yin Ko,
  »Treffpunkt der drei Yin-Meridiane«) liegt
  auf der Unterschenkelinnenseite, drei Fingerbreit über dem inneren Fußknöchel am
  Rand des Schienbeins.
- ② Mi 10: Der Punkt Milz 10, in der Meridianlehre Ketsu Kai (»Meer von Blut«)
  genannt, liegt zwei Fingerbreit über dem
  inneren Oberrand der Kniescheibe, in einer dort liegenden deutlich spürbaren
  Muskelvertiefung.

Darmbeschwerden

Siehe Verdauungsbeschwerden, ab Seite 116.

Entgiftung

Eine Kur zur Entgiftung kann, ein- bis zweimal im Jahr durchgeführt, viele Beschwerden wie Kopfweh, Müdigkeit oder Verdauungsprobleme lindern oder sogar vollständig beheben und Ihnen mehr Energie schenken. Lassen Sie sich vom Heilpraktiker oder in Naturheilkunde bewanderten Arzt ein Programm zur richtigen Ernährung, zu Bewegung, Wasseranwendungen und natürlichen Mitteln zur Ausleitung empfehlen. Einen Buchtipp dazu finden Sie auf Seite 120.
Die folgende Tapekombination hilft dabei, den Stoffwechsel in Fluss zu bringen, den Blutfluss anzuregen und somit den Körper von belastenden Stoffen zu befreien.

CROSSTAPE-KOMBINATION

- **3** Di4: Der Punkt Dickdarm 4 hat in der Meridianlehre den schönen Namen Go Koku, was so viel bedeutet wie »Bergen begegnen«. Er liegt auf der »Schwimmhaut« zwischen Daumen und Zeigefinger, genauer in der Mitte des zweiten Mittelhandknochens, auf der Hälfte zwischen dem Knochen des Daumens und dem des Zeigefingers.
- **4** Le3: Der Punkt Leber 3, in der Meridianlehre Tai Tshu (»mächtig große Straße«) genannt, liegt zwei bis drei Fingerbreit aufwärts von der Brücke zwischen großer Zehe und zweiter Zehe. Man nennt ihn »Meisterpunkt der Krämpfe«, seine Behandlung unterstützt den freien Fluss der Energie.

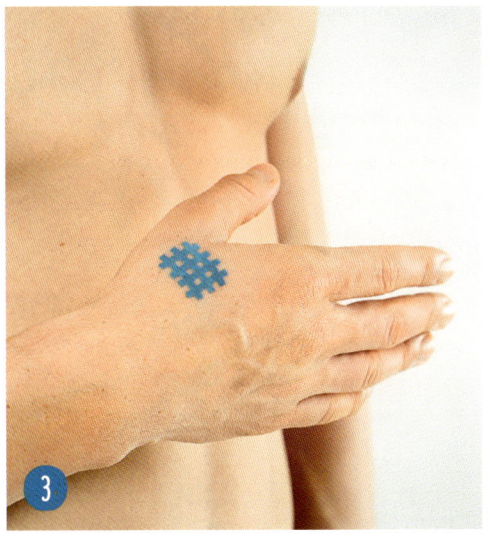

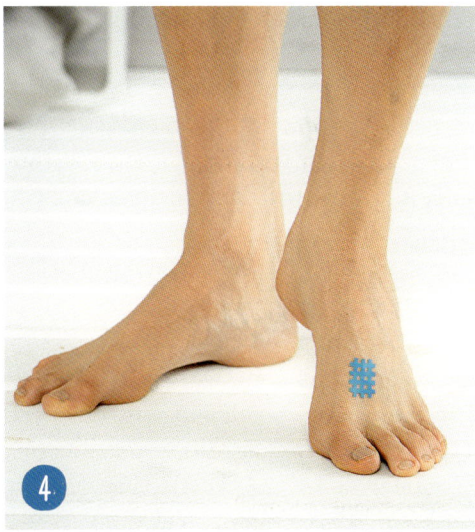

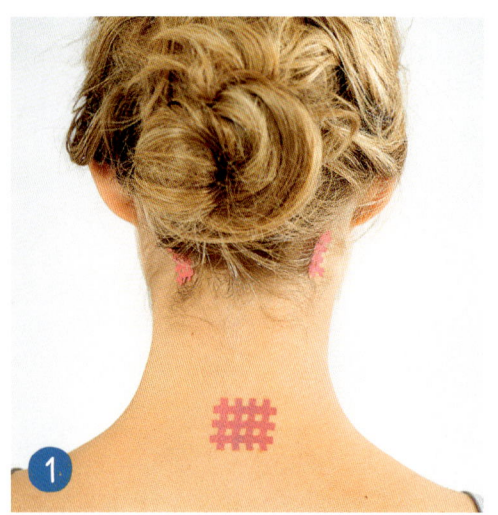

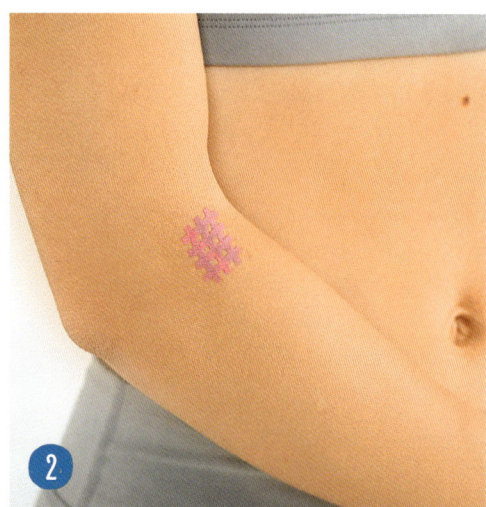

Erkältung

»Eine Erkältung dauert ohne Behandlung
vierzehn Tage und mit Behandlung zwei
Wochen«, lautet eine altbekannte Weisheit.
Im Prinzip stimmt das auch. Man sollte dem
Körper Zeit geben, mit den Erregern klarzu-
kommen, den Infekt durchzustehen und gekräftigt daraus hervorzugehen. Dennoch
lassen sich die Beschwerden lindern, sodass
man auch während der Erkältung einiger-
maßen am Alltag teilhaben kann. Geeignete
Mittel sind zum Beispiel viel trinken (heißen
Tee!), Inhalationen, homöopathische Mittel,
leichte Bewegung an der frischen Luft, ausreichend Schlaf, eine vitaminreiche Ernährung – und die folgende Kombination von

reflektorisch wirksamen Crosstapes.
Siehe gegebenenfalls auch: Nasennebenhöh-
lenentzündung, Seite 108.

CROSSTAPE-KOMBINATION

- **1** Gb20, Lg14: Der Punkt Gallenblase 20
  (Fu Tshi, »Teich des Windes«) liegt an den
  Seiten der großen Halsmuskeln, unterhalb
  des Schädelansatzes. Lenkergefäß 14 (Da
  Zhui, »Großer Wirbel«) liegt unterhalb
  des 7. Halswirbels, diesen spürt man deutlich beim Nachvornbeugen des Kopfes.
- **2** Di11: Der Punkt Dickdarm 11 wird in
  der Meridianlehre Kyoku Tshi genannt,
  was so viel bedeutet wie »See der Kraft an
  der Ecke«. Sie finden ihn am Ende der Falte im gebeugten Ellbogen.

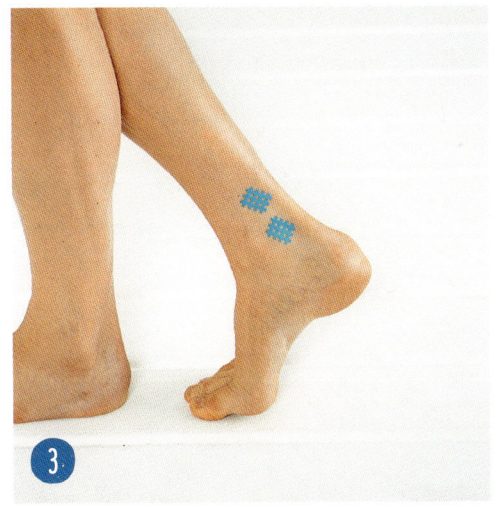

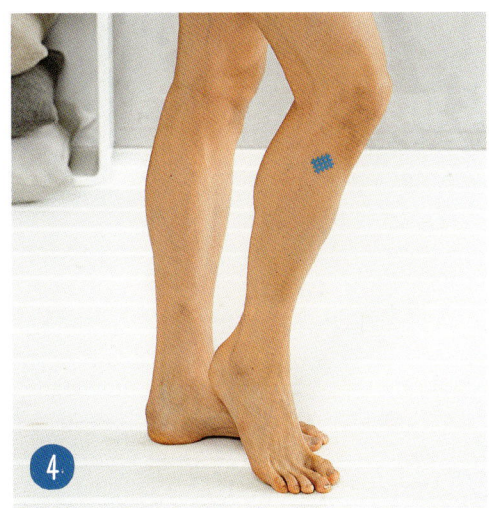

Erschöpfungszustand

Bei andauernder Ermattung sollten zunächst die Ursachen geklärt werden: Kann Stress reduziert werden? Ist bei schlechtem Schlaf eventuell eine falsche Matratze oder Schnarchen schuld? Machen bedrückende Sorgen und Grübeleien müde, oder liegt eine organische Ursache vor? Auch Entzündungen an den Zähnen und viele andere Ursachen können zu einer chronischen Mattigkeit, zu Müdigkeit und Unlust führen. Neben den geeigneten Maßnahmen, um die Ursache zu beheben, hilft in jedem Fall die folgende Kombination von Crosstapes, welche die Lebensgeister »aufweckt« und Körper und Seele zu entlasten hilft.

CROSSTAPE-KOMBINATION

- **3** Mi6, Ni3: Der Punkt Milz 6 (San Yin Ko, »Treffpunkt der drei Yin-Meridiane«) liegt drei Fingerbreit über dem inneren Fußknöchel am Innenrand des Schienbeins. Der Punkt Niere 3 (Tai Kei, »Große Furche«) liegt an der Sprunggelenksinnenseite, auf halbem Weg zwischen Fußknöchelbasis und Achillessehne.
- **4** Ma36: Der Punkt Magen 36 (Ashi San Ri, »Drei Meilen«) liegt am Kniegelenk: Wenn Sie an der äußeren Schienbeinkante nach oben streichen, spüren Sie kurz unterhalb des Kniegelenks eine Erhöhung. Ma36 liegt ein Fingerbreit seitlich davon. Seine Behandlung hat eine entspannende Wirkung.

Hautausschlag, juckender

Ein akuter oder chronischer Hautausschlag kann die unterschiedlichsten Ursachen haben, etwa diverse Erkrankungen, Allergien sowie seelische Probleme. Neben dem ästhetischen Problem ist das Unangenehmste der oft schier unerträgliche Juckreiz. Je mehr man kratzt und reibt, umso schlimmer juckt es. Der erfahrene Therapeut kann neben der Ursachenklärung auch juckreizlindernde Maßnahmen empfehlen. Zusätzlich hilft die folgende Tapekombination, die buchstäblich »aufgekratzte« Haut zu beruhigen und die Symptome zu lindern.

CROSSTAPE-KOMBINATION

- **1** Mi6, Ma36: Der Punkt Milz 6 (San Yin Ko, »Treffpunkt der drei Yin-Meridiane«) liegt innen am Unterschenkel, drei Fingerbreit über dem inneren Fußknöchel am Innenrand des Schienbeins. Der Punkt Magen 36 (Ashi San Ri, »Drei Meilen«) liegt am Kniegelenk: Wenn Sie an der äußeren Schienbeinkante nach oben streichen, spüren Sie kurz unter dem Kniegelenk eine Erhöhung. Der Punkt liegt ein Fingerbreit seitlich davon.
- **2** Di4, Mi10: Der Punkt Dickdarm 4 (Go Koku, »Bergen begegnen«) liegt mittig auf der »Schwimmhaut« zwischen Daumen und Zeigefinger. Der Punkt Milz 10 (Ketsu Kai, »Meer von Blut«) liegt zwei Fingerbreit über dem inneren Oberrand der Kniescheibe.

Hautbeschwerden

Diese Kombination von Tapes hilft unterstützend bei allen anderen Hautbeschwer-

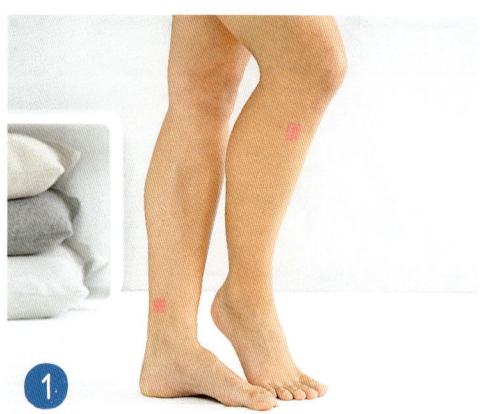

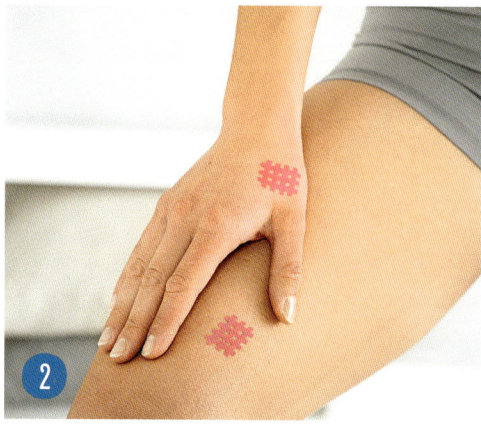

den, wie beispielsweise unreine, fettige oder trockene Haut. Hierbei sollten Sie immer auch auf eine gesunde Ernährung und eine geeignete Hautpflege achten!

CROSSTAPE-KOMBINATION

- **3** LG14, Bl12, Bl13: Der Punkt Lenker-gefäß 14 (Da Zhui, »Großer Wirbel«) liegt unterhalb des 7. Halswirbels, diesen spürt man deutlich beim Nachvornbeugen des Kopfes. Der Punkt Blase 12 (Feng Men, »Pforte des Windes«) liegt zwischen dem 2. und 3. Brustwirbel. Der Punkt Blase 13 (Hai Yu, »Zugangspunkt zur Lunge«) ist zwischen dem 3. und 4. Brustwirbel zu finden.
- **4** Di11, Pe8: Der Punkt Dickdarm 11 (Kyoku Tshi, »See der Kraft an der Ecke«) liegt am Ende der Falte im gebeugten Ell-bogen. Der Punkt Perikard 8 (San Yang Luo, »Drei-Yang-Verbindung«) liegt mit-tig außen am Unterarm, eine Handbreit über dem Handgelenk.
- **2** Mi10: Der Punkt Milz 10 (Ketsu Kai, »Meer von Blut«) liegt zwei Fingerbreit über dem inneren Oberrand der Kniescheibe.
- **5** Mi6: Der Punkt Milz 6 (San Yin Ko, »Treffpunkt der drei Yin-Meridiane«) liegt drei Fingerbreit über dem inneren Fuß-knöchel am inneren Rand des Schienbeins.

Husten

Siehe Erkältung, Seite 96.

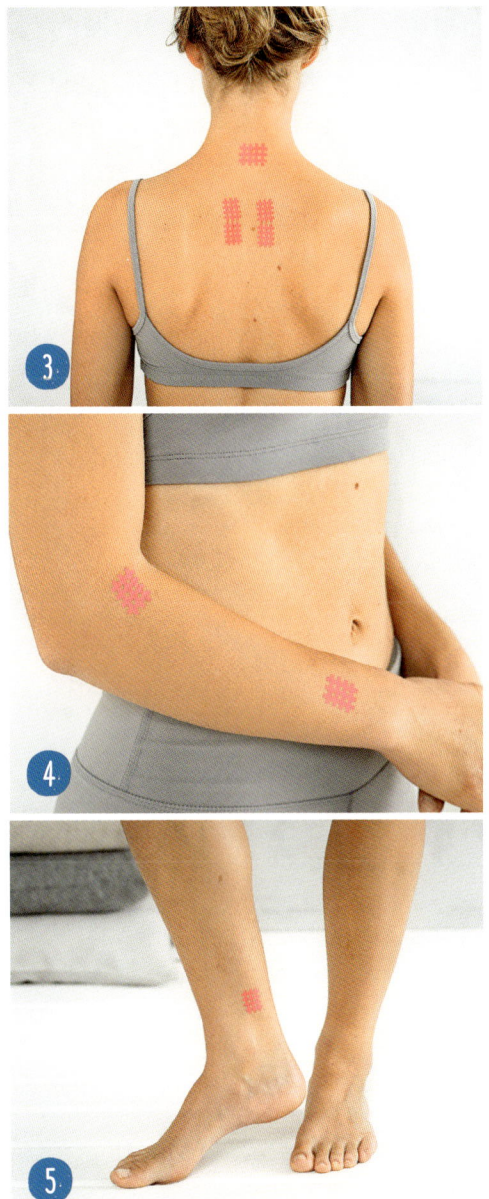

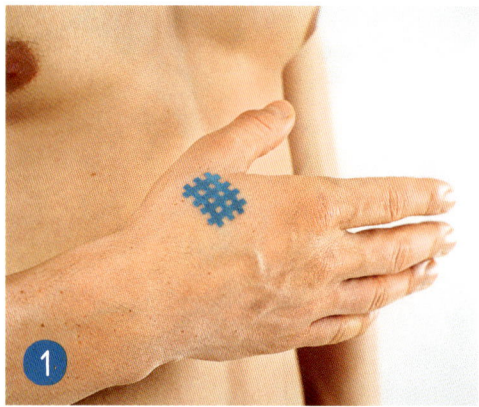

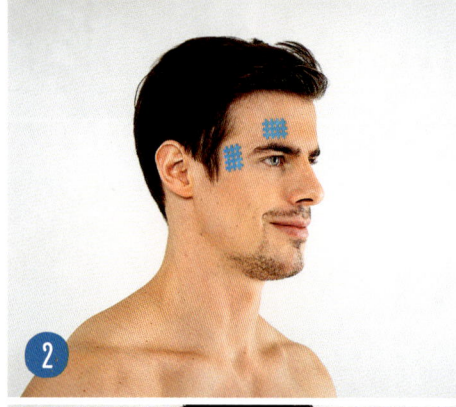

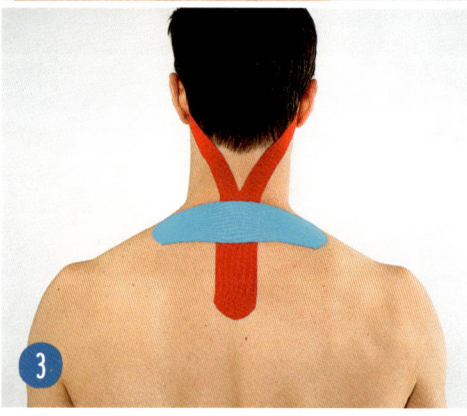

Inkontinenz

Siehe Blasenbeschwerden, Seite 92.

Kopfschmerzen

Die Ursachen und Erscheinungsformen von Kopfschmerzen sind ausgesprochen vielfältig. Die Schmerzen gehen von Hirnhäuten, Blutgefäßen, Nerven aus, die eigentliche Hirnsubstanz ist schmerzunempfindlich. Neben der Abklärung der genauen Auslöser, viel Entspannung an der frischen Luft und weniger Fernsehen hilft die folgende Kombination von Crosstapes. Unterstützend wirken die je nach Art der Beschwerden ergänzend angewandten kinesiologischen Tapes auf dieser Doppelseite.

CROSSTAPE-KOMBINATION

- **1** Di 4: Der Punkt Dickdarm 4 (Go Koku, »Bergen begegnen«) liegt mittig auf der »Schwimmhaut« zwischen Daumen und Zeigefinger.
- **2** Gb14, Pe5: Der Punkt Gallenblase 14 (Yang Bai, »Yang-Weiß«) liegt zwei Fingerbreit oberhalb der Augenbraue, senkrecht über der Pupille. Der Punkt Perikard 5 (Tai Yang, »Große Sonne«) liegt an der Schläfe in einer dort tastbaren kleinen Mulde, zwei Fingerbreit seitlich dem Ende der Augenbraue, und zwar auf halber Höhe zwischen der Augenbraue und dem äußeren Rand der Augenhöhle.

ERGÄNZUNG 1: HWS-TAPE

3 Das Tape für die Halswirbelsäule ist bei allen Arten von Kopfschmerzen eine hilfreiche Anwendung. Ganz besonders hilft es bei Spannungskopfschmerz, der vor allem in Stresssituationen, häufig auch in der Entspannungsphase danach auftritt. Es kann je nach Bedarf mit einem der weiteren Tapes auf dieser Seite kombiniert werden. Mehr dazu und das genaue Anlegen finden Sie bei den kinesiologischen Tapes ▶ siehe Seite 70.

ERGÄNZUNG 2: ZWERCHFELLTAPE

4 Es hilft bei reflektorisch durch Fehlhaltungen in der Halswirbelsäule sowie eine flache oder hektische Atmung ausgelösten Kopfschmerzen. Mehr zu Wirkung und Anlegen ▶ siehe Seite 74.

ERGÄNZUNG 3: RIPPENHALTERTAPE

5 Es hilft vor allem bei dumpfem Kopfschmerz, der auch durch eine Fehlhaltung (»Zusammenklappen« des Oberkörpers) bedingt sein kann. Mehr zu Wirkung und Anlegen ▶ siehe Seite 72.

ERGÄNZUNG 4: BWS-TAPE

6 Das Tape für die Brustwirbelsäule hilft, die Haltung des Oberkörpers zu verbessern, und wirkt damit bei Kopfschmerzen, die reflektorisch durch eine schlechte, nach vorn geneigte Haltung mit nach vorn fallenden Schultern ausgelöst sind. Mehr zu Wirkung und Anlegen ▶ siehe Seite 66.

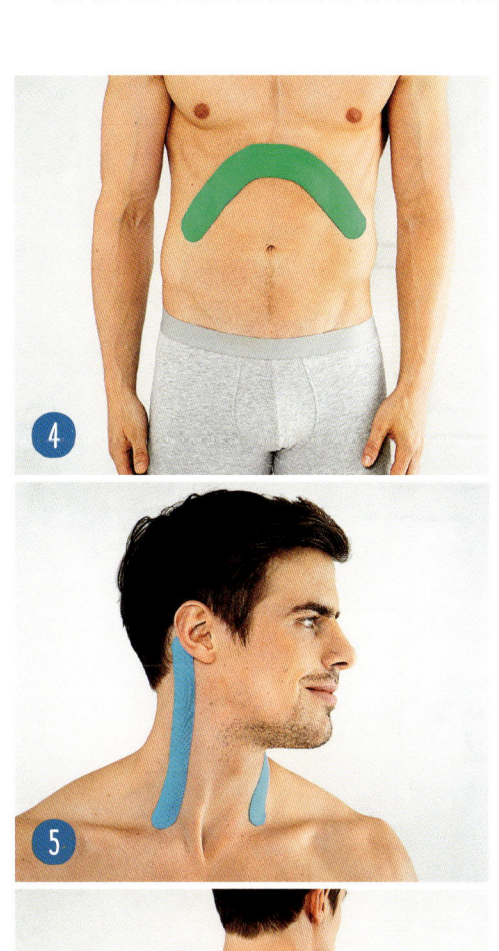

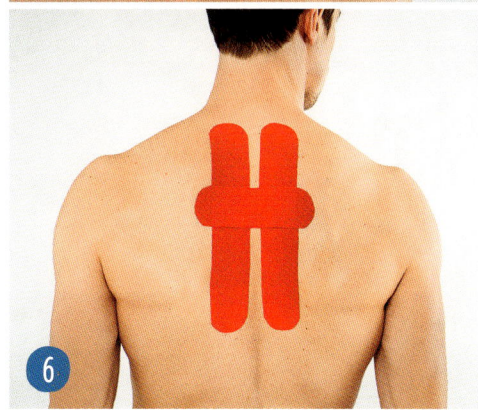

Krampfadern

Wenigen Erkrankungen kann man so einfach vorbeugen beziehungsweise im Anfangsstadium entgegenwirken wie den – aufgrund unseres überwiegend sitzenden Lebensstils – sehr weit verbreiteten Krampfadern (Varizen), deren Vorboten kleine geplatzte Gefäße (»Besenreiser«) an den Beinen sein können.

Die Hauptrolle spielen bei der Vorbeugung genug Bewegung und häufiges Hochlagern der Beine, ebenso kalte Kneipp-Wasseranwendungen und unterstützend pflanzliche Präparate wie solche aus Rosskastanie oder rotem Weinlaub. Die folgende Kombination von Crosstapes wirkt zudem auf reflektorischem Wege unterstützend.

CROSSTAPE-KOMBINATION

- ❶ Lu9, Pe6: Der Punkt Lunge 9 (Tai En, »Große Stockung«) liegt an der Kerbe der ersten Falte an der Daumenseite des Handgelenks, wo man einen leichten Puls fühlen kann. Der Punkt Perikard 6 (Nai Kan, »Inneres Tor«) ist zwei Fingerbreit oberhalb der Handgelenksfalte zu finden, und zwar mittig auf der Innenseite des Unterarms.
- ❷ 3E8: Der Punkt Dreifacherwärmer 8 (San Yang Luo, »Drei-Yang-Verbindung«) liegt mittig außen am Unterarm, eine Handbreit über dem Handgelenk.

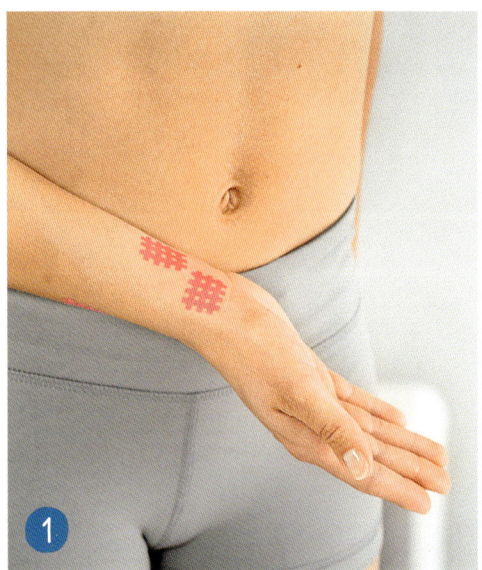

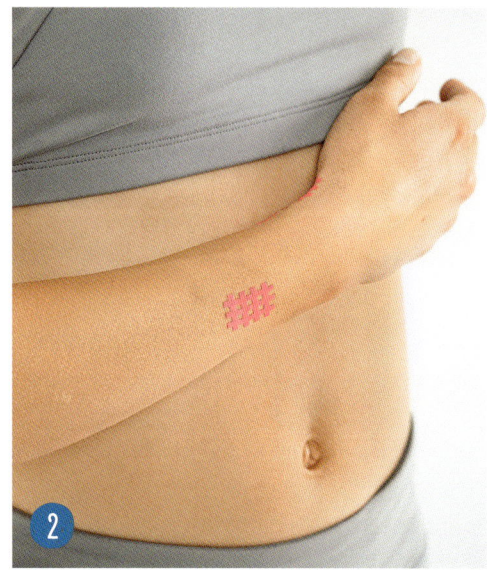

Kreislaufbeschwerden

Kreislaufbeschwerden wie ständige Müdigkeit, Schwarz-vor-Augen-Werden oder
Schwindelgefühle ▶ siehe Seite 112 beruhen
meist auf einer Absenkung des Blutdrucks,
beispielsweise aufgrund von Stress, Überan-
strengung, Schlafmangel, Mangelernährung,
Missbrauch von Genussmitteln, einer Erkrankung. Zunächst sollten Sie bekannte
Ursachen beheben und bei immer wiederkehrenden Beschwerden im Zweifelsfall
zum Arzt gehen. Unterstützend wirkt in jedem Fall die folgende Tapekombination.

CROSSTAPE-KOMBINATION

- **3** Gb20: Der Punkt Gallenblase 20 (Fu
  Tshi, »Teich des Windes«) liegt an den
  Seiten der großen Halsmuskeln, unterhalb
  des Schädelansatzes.
- **4** Ma36 Der Punkt Magen 36 (Ashi San
  Ri, »Drei Meilen«) liegt am Kniegelenk:
  Wenn Sie an der äußeren Schienbeinkante nach oben streichen, spüren Sie kurz
  unter dem Kniegelenk eine Erhöhung.
  Der Punkt liegt ein Fingerbreit seitlich
  davon.
- **5** Le3: Der Punkt Leber 3 (Tai Tshu)
  liegt auf dem Fußrücken. Streichen Sie die
  Furche zwischen erstem und zweitem Mittelfußknochen nach oben, so spüren Sie
  im vorderen Fußdrittel eine Mulde. Man
  sagt, Le3 gebe dem Menschen Wurzeln
  und Halt unter den Füßen.

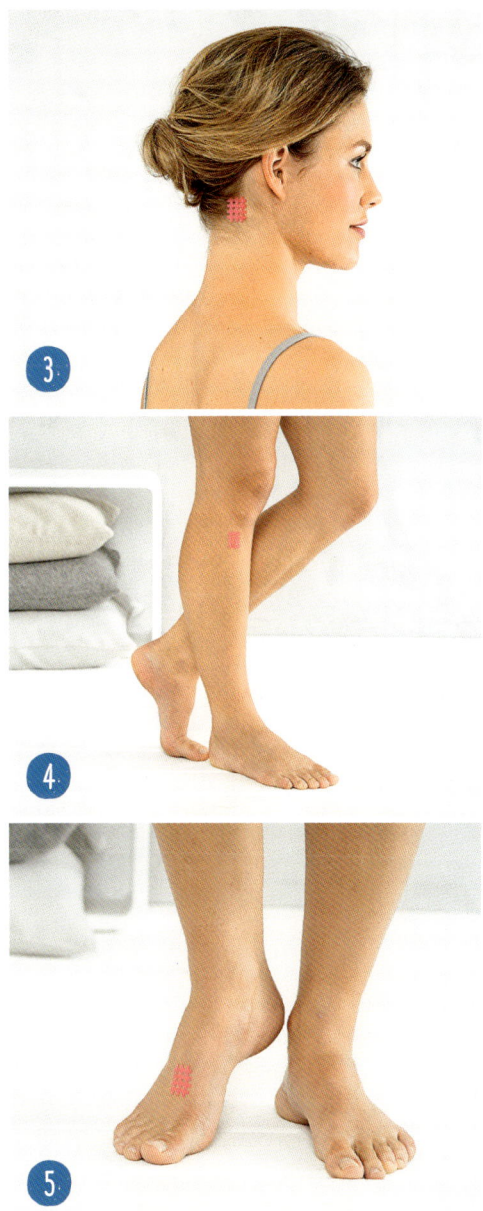

Magenbeschwerden

Magenprobleme sind sehr vielfältig: Zu viel Kaffee, scharfe Gewürze oder zu viel Süßes können eine Übersäuerung bewirken, was sich sehr unangenehm in Sodbrennen bemerkbar macht. Eine Schleimhautentzündung macht vor allem bei nüchternem Magen Probleme, sie kann durch Medikamente oder eine Infektion ausgelöst sein.

Da der Magen von einem feinen Nervengeflecht umgeben ist, können zudem emotionaler Stress oder Aufregung »auf den Magen schlagen«.

Die meisten Magenbeschweden lassen sich sehr gut mit natürlichen Mitteln behandeln – wirkungsvoll unterstützt von der folgenden Tapekombination.

CROSSTAPE-KOMBINATION

- **1** Ma36: Der Punkt Magen 36 (Ashi San Ri, »Drei Meilen«), liegt seitlich am Kniegelenk: Wenn Sie an der äußeren Schienbeinkante nach oben streichen, spüren Sie kurz unter dem Kniegelenk eine Erhöhung. Der Punkt liegt ein Fingerbreit seitlich davon.
- **2** KG12: Der Punkt Konzeptionsgefäß 12 (Zhong Wan, »Mitte des Magens«) liegt zwischen dem unteren Ende der Rippen und dem Bauchnabel, genau oberhalb des Magens. Menschen mit chronischem Magenleiden sind an dieser Stelle besonders schmerzempfindlich, bei Aufregung verkrampft diese sich. Schon eine ganz sanfte streichende Massage kann Erleichterung bringen.

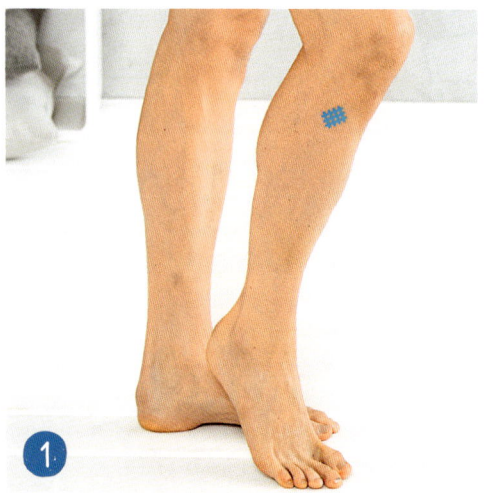

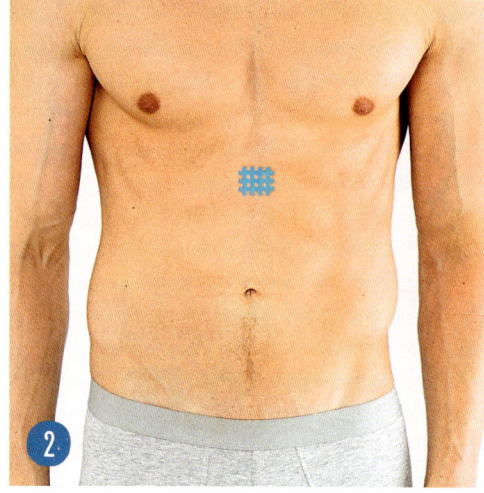

ERGÄNZUNG 1: RAUTENMUSKELTAPE

3 Das Tape für die Rautenmuskulatur können Sie bei allen Magenbeschwerden mit dem links beschriebenen Crosstaping kombinieren. Es unterstützt die Aufrichtung des Oberkörpers und damit eine freiere und tiefere Atmung, was wiederum den Magen entspannt. Wie das Tape richtig angelegt wird und mehr zu seiner Wirkung lesen Sie auf Seite 82.

ERGÄNZUNG 2: BWS-TAPE

4 Das Tape für die Brustwirbelsäule kommt verstärkt bei Haltungsschwäche zum Einsatz, um den Brustwirbelsäulenbereich zu stabilisieren. Da dieser Bereich auch auf reflektorischem Wege für den Magen verantwortlich ist, wirkt sich die Stabilisation auch auf bei Magenbeschwerden sehr positiv aus. Alles zum Anlegen und zur Wirkung des Tape für die Brustwirbelsäule finden Sie auf Seite 66.

ERGÄNZUNG 3: HWS-TAPE

5 Die Kombination aus dem Tape für die Halswirbelsäule und dem links gezeigten Magen-Crosstaping kann erfolgversprechend eingesetzt werden, wenn die Halswirbelsäule ebenfalls Beschwerden bereitet. Diese Wirkung beruht darauf, dass die beiden Bereiche auf reflektorischem Weg miteinander korrespondieren. Alles zum richtigen Anlegen und zur Wirkung des Halswirbelsäulentape ▸ **siehe Seite 70.**

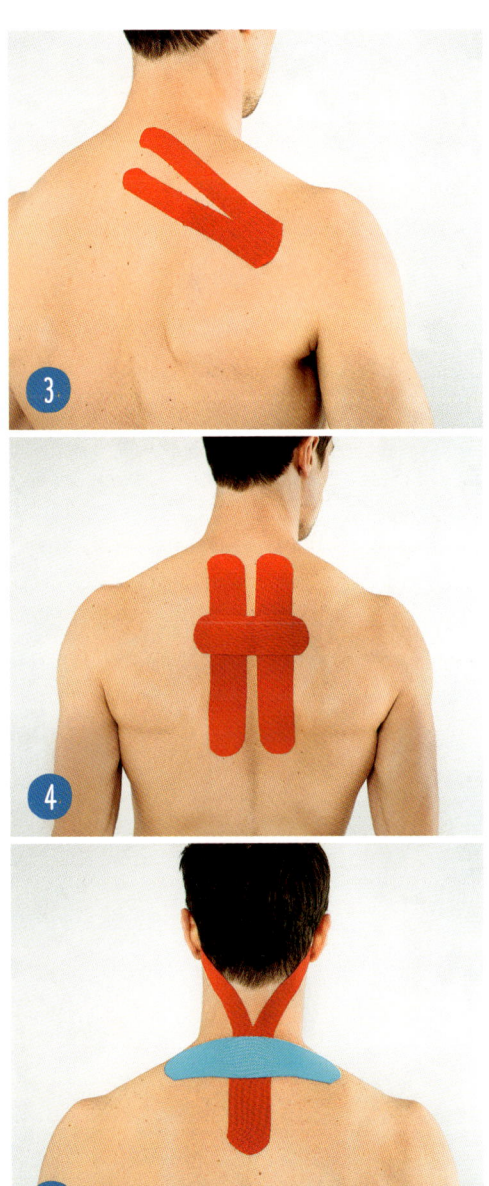

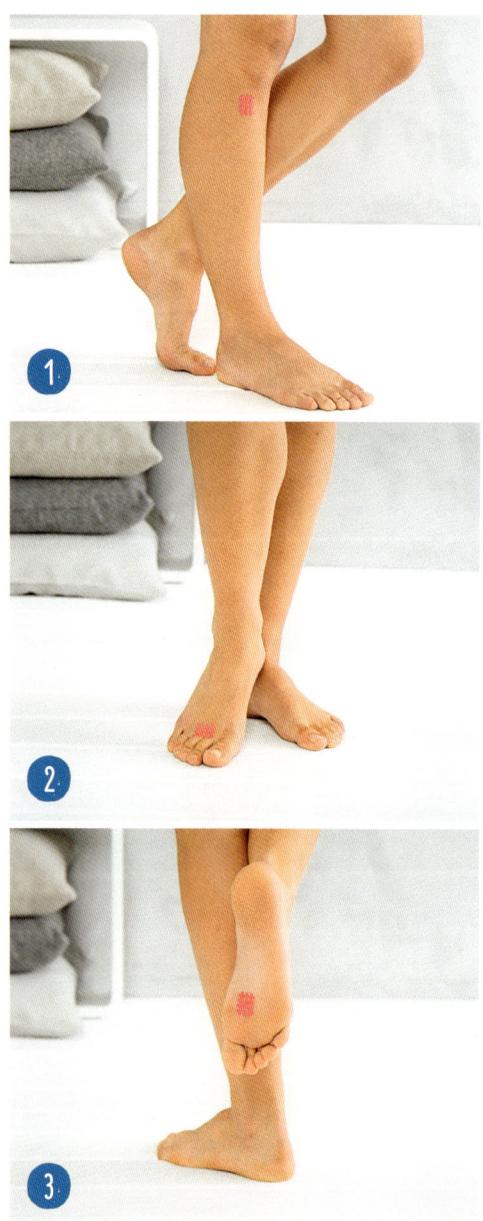

Menstruationsbeschwerden

Vor und während der monatlichen Regel-
blutung leiden viele Frauen unter teils sehr
schmerzhaften Krämpfen, außerdem oft
auch an Kopfschmerzen, allgemeiner leichter Schwäche, Unkonzentriertheit und Reizbarkeit. Hier helfen Wärme (Wärmflasche,
warme Auflagen, Nierenwärmer), homöopathische Globuli (Belladonna D6 oder Cha-
momilla D6), Schafgarbentee (bereits einige
Tage vorher täglich zwei bis drei Tassen trinken!) sowie oft auch leichte Bewegung, ganz
besonders Radfahren.
Eine sehr gute Unterstützung ist die folgende Tapekombination, die zusammen mit
dem Kleinbeckentape siehe rechte Seite
angelegt wird.

CROSSTAPE-KOMBINATION

- ❶ Ma36: Der Punkt Magen 36 (Ashi San
  Ri, »Drei Meilen«) liegt am Kniegelenk:
  Wenn Sie an der äußeren Schienbeinkante
  nach oben streichen, spüren Sie kurz unter dem Kniegelenk eine Erhöhung. Ma36
  liegt ein Fingerbreit seitlich davon.
- ❷ Ma44: Der Punkt Magen 44 (Nai Tei,
  »Innerer Garten«) liegt in der Vertiefung
  zwischen zweiter und dritter Zehe nahe
  dem zweiten Zehenknochen.
- ❸ Ni1: Der Punkt Niere 1 (Yu Sen, »Her-
  vorströmender Frühling«) liegt an der
  »Kante« des Fußballens, näher bei der
  zweiten Zehe als bei der großen Zehe.

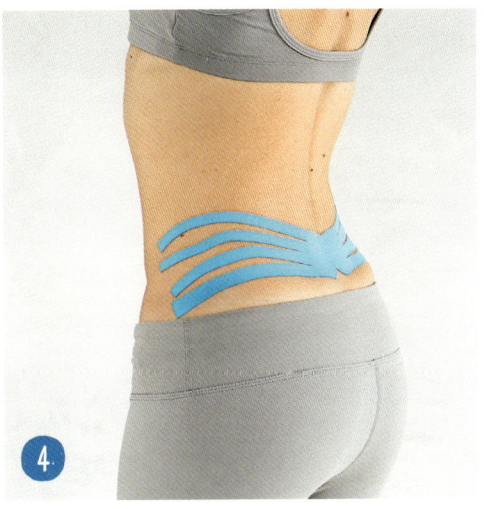

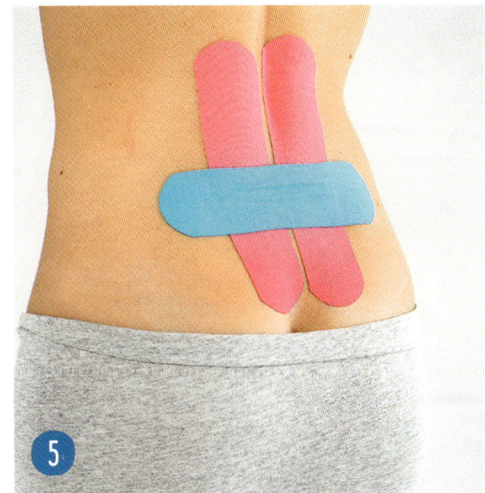

KLEINBECKENTAPE

Das kleine Becken, vereinfacht gesagt der untere Teil des Beckens, beherbergt Vagina, Gebärmutter und Eierstöcke, den Mastdarm, die Harnblase, beim Mann die Prostata. Mit dem kinesiologischen Tape können Sie auf reflektorischem Wege positiv auf die Durchblutung und das Schmerzverhalten dieser Organe einwirken.

Hilft bei:

- Menstruationsbeschwerden
- Beckenbodenschwäche ▸ siehe Seite 92
- Blasenschwäche ▸ siehe Seite 92

Das Anlegen:

- Sie benötigen zwei Fächertapes.
- ④ Im Stehen setzen Sie die Basis des Tape jeweils am Kreuzbein an, die Fächer werden nun oberhalb und mittig im Verlauf des Beckens geklebt.

ERGÄNZUNG: LWS-TAPE

⑤ Zusätzlich zu den Crosstapes und dem Kleinbeckentape stabilisiert das Tape für die Lendenwirbelsäule den Körperbereich auch auf reflektorischem Wege. Zudem wirkt es Fehlhaltungen im Bereich der Lendenwirbelsäule entgegen, welche die krampfartigen Beschwerden noch verstärken. Alles zu seiner Wirkung und der genauen Anwendung finden Sie auf Seite 62.

Migräne

Siehe Kopfschmerzen, Seite 100.

Nasennebenhöhlenent-zündung (Sinusitis)

Wenn bei Schnupfen »nichts mehr läuft« und man unter drückendem Kopfschmerz, Abgeschlagenheit sowie oft auch Fieber leidet, sind die Schleimhäute der Kieferhöhlen von der Infektion mit betroffen. Das hilft: viel trinken (Wasser, Kräutertee mit Holunder, Linde, Thymian, Pfefferminze), Befeuchtung der Atemluft (feuchte Tücher aufhängen), Dampfinhalation mit Kamille (Tee/Kamillosan®), Nasenspülungen mit isotonischer Kochsalzlösung, Infrarotbehandlung. Die folgenden reflektorisch wirksamen Crosstapes unterstützen die Heilung.

CROSSTAPE-KOMBINATION

- 1 Di20, Gb14: Den Punkt Di20 (Gei Ko, »Willkommener Duft«) finden Sie in den kleinen Kerben an den Seiten der Nase, ein winziges Stück nach außen vom breitesten Punkt der Nasenflügel. Der Punkt Gallenblase 14 (Yang Bai, »Yang-Weiß«) liegt zwei Fingerbreit oberhalb der Augenbraue, senkrecht über der Pupille.

Orangenhaut (Cellulite)

Cellulite ist vor allem ein ästhetisches Problem, das aufgrund der Struktur ihres Bindegewebes fast nur Frauen »erwischt«. Die sichtbaren Dellen im Unterhautfettgewebe mit leichter Stauung der Lymphe machen sich vor allem an Po und Hüften breit. Neben den Tapes hilft: gegebenenfalls Abnehmen, viel Bewegung, Lymphdrainage vom Profi, Wechselduschen und Bürstenmassagen, viel Gemüse und Obst (Vitamin C stärkt das Bindegewebe). Teure Cremes können Sie sich dagegen sparen, die eventuelle Wirkung ist nur auf das Einmassieren zurückzuführen.

CROSSTAPE-KOMBINATION

- 2 Ma36: Den Punkt Magen 36 (Ashi San Ri, »Drei Meilen«) finden Sie, wenn Sie an der äußeren Schienbeinkante nach oben streichen. Kurz unter dem Kniegelenk spüren Sie eine Erhöhung. Ma36 liegt ein Fingerbreit seitlich davon.
- 3 Mi6: Der Punkt Milz 6 (San Yin Ko, »Treffpunkt der drei Yin-Meridiane«) liegt auf der Unterschenkelinnenseite, drei Fingerbreit über dem inneren Fußknöchel am Innenrand des Schienbeins.

LYMPHTAPE OBERSCHENKEL

Das Fächertape sorgt dafür, dass Flüssigkeitsansammlungen abfließen können, das Gewebe sich strafft. Was Sie beim Anbringen beachten sollten, lesen Sie ab Seite 35.

- Sie benötigen zwei Fächertapes mit einer zwei bis drei Zentimeter langen Basis und jeweils vier gleich breiten Streifen.
- 4 Die Basis wird jeweils auf die Hüfte geklebt, von dort verteilen sich die Arme wellenförmig nach unten außen bis zum Ende des Oberschenkels.

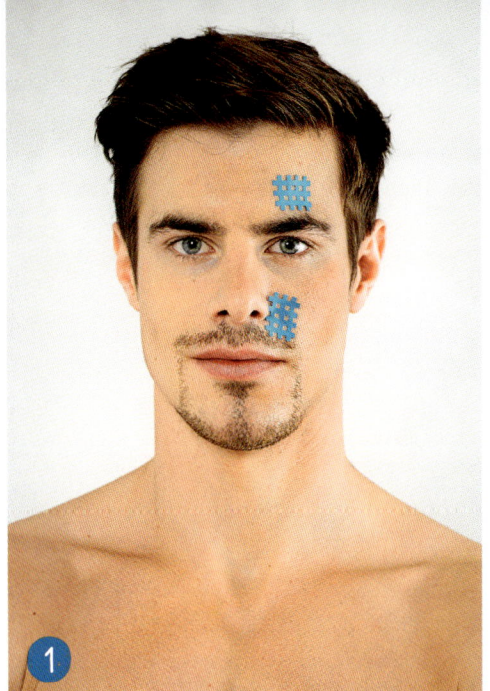

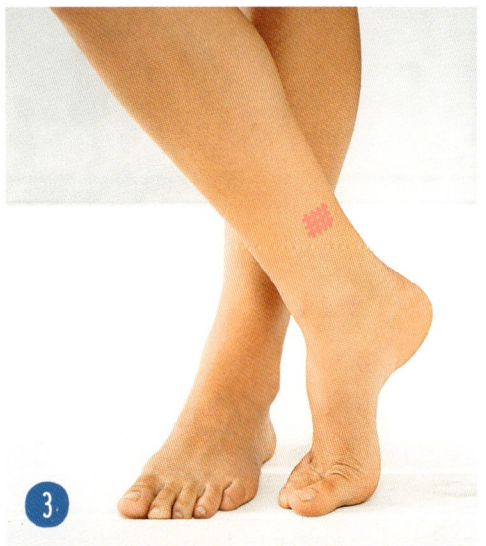

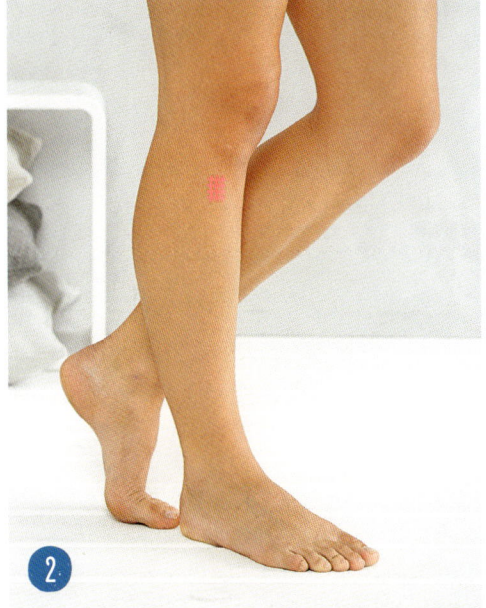

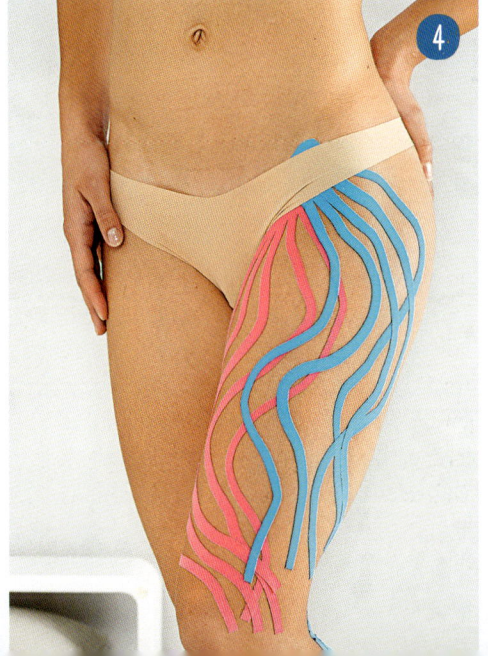

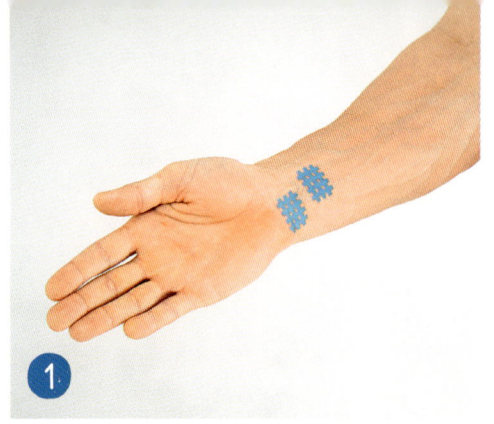

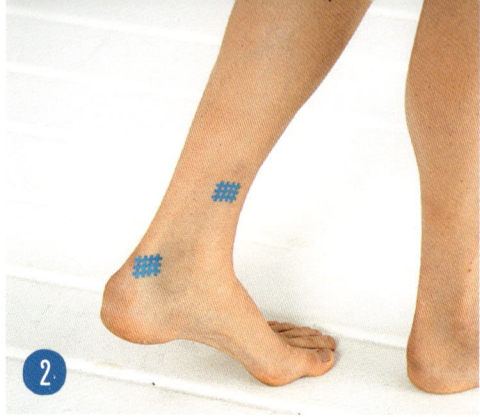

Prostatabeschwerden

Siehe Blasenbeschwerden, Seite 92, und Kleinbeckentape, Seite 107.

Schlafstörungen

Kreisende Gedanken, Sorgen, Stress, eine nahende Erkrankung, Schnarchen (eigenes oder des Bettpartners), nächtlicher Harndrang ▶ siehe Seite 92, Schmerzen … können den Schlaf beeinträchtigen. Zunächst sollten Sie sich um die Behebung der Ursachen kümmern, neben den oben genannten auch äußere Störfaktoren wie Lärm oder eine nicht (mehr) geeignete Matratze. Verzichten Sie auf Fernsehen und Computer vor dem Schlafengehen, schwer im Magen liegende Abendmahlzeiten und viel Alkohol. Hilfreich sind Abendspaziergange, Meditation, Atemübungen sowie allgemein Sprechen über belastende Themen und zufrieden machende Hobbys wie Lesen, Gärtnern, Zeichnen.

Sich entspannen, nachts zur Ruhe kommen und morgens richtig erholt aufwachen: Dabei unterstützt Sie auch die folgende Tape-Kombination.

CROSSTAPE-KOMBINATION

- ❶ H7, Pe6: Der Punkt Herz 7 (Shin Mon, »Gottes Tor«) liegt in der Falte an der Seite des Handgelenks, dicht neben dem kleinen Finger. Der Punkt Perikard 6 (Nai Kan, »Inneres Tor«) ist zwei Fingerbreit oberhalb der Handgelenksfalte zu finden, und zwar mittig auf der Innenseite des Unterarms.
- ❷ Mi6, Ni3: Der Punkt Milz 6 (San Yin Ko, »Treffpunkt der drei Yin-Meridiane«) liegt auf der Unterschenkelinnenseite, drei Fingerbreit über dem inneren Fußknöchel am Innenrand des Schienbeins. Den Punkt Niere 3 (Tai Kei, »Große Furche«) finden Sie an der Fußinnenseite, auf halbem Weg zwischen der Fußknöchelbasis und der Achillessehne.

Schnupfen

Siehe Erkältung, Seite 96.

Schwangerschaftserbrechen

Das vermutlich hormonbedingte Unwohl-
sein in der Frühschwangerschaft, das vor allem morgens auftritt, kann sehr belastend
sein und sogar die Vorfreude auf das Baby
vorübergehend mindern. Medikamente sind
in der Schwangerschaft mit wenigen Aus-
nahmen nicht anzuraten. Viele Betroffene
machen gute Erfahrungen damit, mehrere
kleine Mahlzeiten über den Tag verteilt zu
sich zu nehmen, auf Kaffee, schwarzen Tee,
Cola und kohlensäurehaltige Getränke zu
verzichten. Auch lindert frisch geraspelte
Ingwerwurzel als Teeaufguss die Übelkeit.
Auch über die Behandlung bestimmter

Akupunkturpunkte kann die Schwanger-
schaftsübelkeit sehr wirkungsvoll beeinflusst
werden, etwa mithilfe der folgenden Tape-
Kombination.

CROSSTAPE-KOMBINATION

- **3** Ma36: Der Punkt Magen 36 (Ashi San
  Ri, »Drei Meilen«) liegt am Kniegelenk:
  Wenn Sie an der äußeren Schienbeinkante
  nach oben streichen, spüren Sie kurz unter dem Kniegelenk eine Erhöhung. Ma36
  liegt ein Fingerbreit seitlich davon.
- **4** KG12: Der Punkt Konzeptionsgefäß
  12 (Zhong Wan, »Mitte des Magens«) liegt
  zwischen dem unteren Ende der Rippen
  und dem Bauchnabel, genau oberhalb des
  Magens. Hier befindet sich ein dichtes
  Nervengeflecht, dessen Behandlung (unter
  anderem) bei Magenproblemen ausgesprochen hilfreich ist.

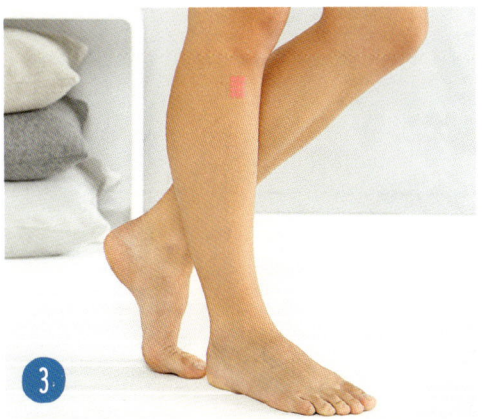

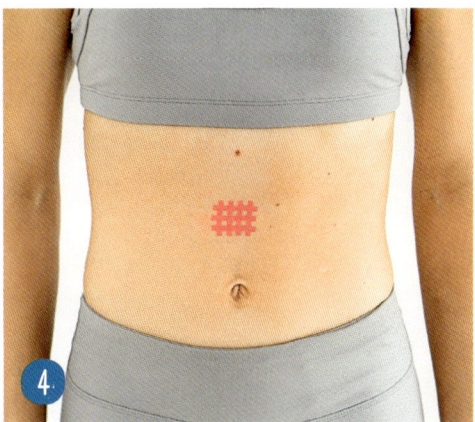

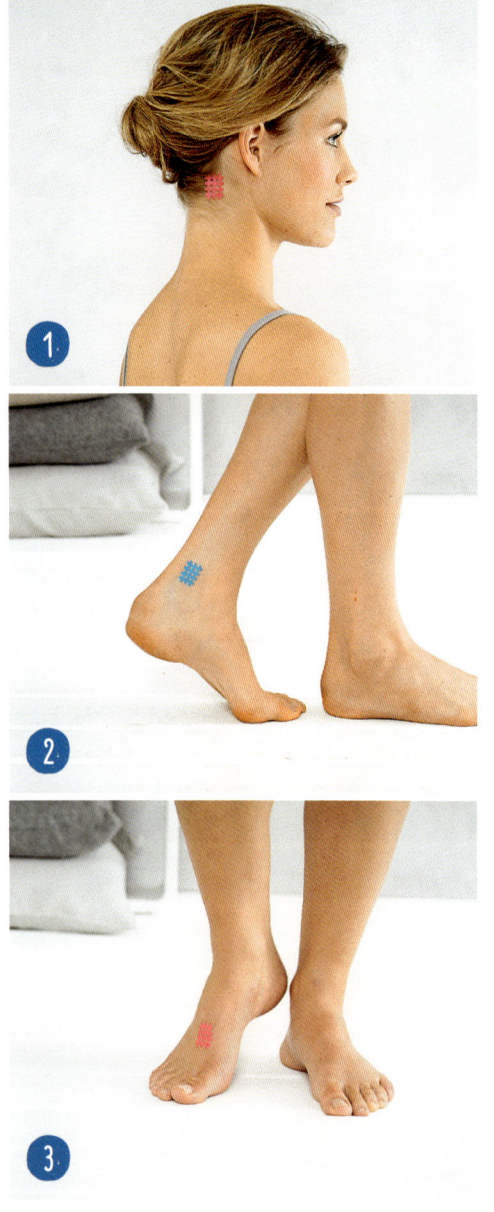

Schwindelgefühle (Vertigo)

Das Drehen und Schwanken der Welt um einen herum kann harmlose Ursachen haben: zu wenig Schlaf, Stress, unregelmäßige Mahlzeiten, zu wenig Flüssigkeit oder Erschöpfung. Ebenso können verletzungsbedingte Instabilitäten in der Halswirbelsäule zugrunde liegen, etwa Folgen eines Schleudertraumas. Treten Schwindelgefühle häufig beziehungsweise ohne erkennbare Ursache auf, muss der Arzt eine ernste Erkrankung ausschließen! Neben der Behebung der oben genannten Ursachen helfen auch Spaziergänge an der frischen Luft sowie spezielle Übungen, siehe Internet-Tipp Seite 121. Unterstützend wirken die nachfolgend gezeigten Tape-Anwendungen.

CROSSTAPE-KOMBINATION 1

- ① Gb20: Der Punkt Gallenblase 20 (Fu Tshi, »Teich des Windes«) liegt an den Seiten der großen Halsmuskeln, unterhalb des Schädelansatzes.
- ② Ni3: Den Punkt Niere 3 (Tai Kei, »Große Furche«) finden Sie an der Fußinnenseite, auf halbem Weg zwischen der Fußknöchelbasis und der Achillessehne.
- ③ Le3: Der Punkt Leber 3 (Tai Tshu) liegt auf dem Fußrücken. Streichen Sie die Furche zwischen erstem und zweitem Mittelfußknochen nach oben, so spüren Sie im vorderen Fußdrittel eine Mulde. Man sagt, Le3 gebe Halt unter den Füßen.

CROSSTAPE-KOMBINATION 2 (BEI KREISLAUFPROBLEMEN)

Bei Schwindel, der durch Kreislaufbeschwerden ausgelöst wird, wenden Sie die Tapekombination wie auf der linken Seite gezeigt an, ersetzen dabei jedoch den Punkt Ni3 durch den Punkt Ma 36. Mehr zu kreislaufbedingten Beschwerden, ihren Ursachen und ihrer Behandlung lesen Sie auf Seite 103.

- ❶ ❹ Gb20: Der Punkt Gallenblase 20 (Fu Tshi, »Teich des Windes«) liegt an den Seiten der großen Halsmuskeln, unterhalb des Schädelansatzes.
- ❹ Ma36: Der Punkt Magen 36 (Ashi San Ri, »Drei Meilen«) kommt statt des Punktes Ni3 zur links gezeigten Tapekombination hinzu. Er liegt am Kniegelenk: Wenn Sie an der äußeren Schienbeinkante nach oben streichen, spüren Sie kurz unter dem Kniegelenk eine Erhöhung. Der Punkt liegt ein Fingerbreit seitlich davon.
- ❸ Le3: Der Punkt Leber 3 (Tai Tshu) liegt auf dem Fußrücken. Streichen Sie die Furche zwischen erstem und zweitem Mittelfußknochen nach oben, so spüren Sie im vorderen Fußdrittel eine Mulde. Man sagt, Le3 gebe dem Menschen Wurzeln und Halt unter den Füßen.

ERGÄNZUNG: HWS-TAPE

❺ Bei Schwindelgefühlen, die möglicherweise durch eine Fehlhaltung in der Halswirbelsäule ausgelöst werden, legen Sie zusätzlich das Tape für die Halswirbelsäule an. Alles zu den Ursachen der entsprechenden Beschwerden, zur Wirkung und zum genauen Anbringen des HWS-Tape lesen Sie auf Seite 70.

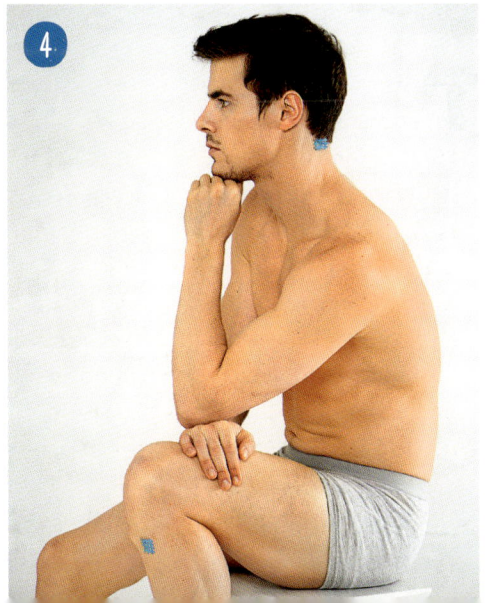
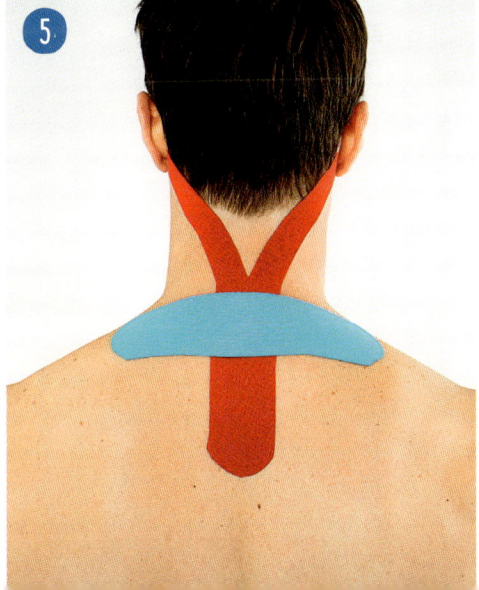

Tinnitus

Die Wahrnehmung von Tönen wie Pfeifen, Rauschen oder Klopfen, die nicht aus der Umgebung kommen, ist eine große Belastung für die Betroffenen. Tinnitus ist oftmals ein Symptom einer anderen Krankheit, daher sollten Sie ein nicht nur gelegentlich auftretendes Ohrgeräusch vom Arzt abklären lassen und mit ihm die passende Therapie besprechen.

Unterstützend oder wenn Sie nur ab und zu störende Ohrgeräusche wahrnehmen, etwa in Stresssituationen, hilft es manchmal schon, sich zu entspannen und bewusst auf das Geräusch zu hören, woraufhin es oft verschwindet. Zudem kann in jedem Fall das folgende Taping eine hervorragende Hilfe sein.

Tipp: Leiden Sie zusätzlich zum Tinnitus unter Schwindelgefühlen, erwägen Sie auch die Tipps zu diesem Thema ▶ siehe Seite 112. Wenden Sie sich aber unbedingt zur Abklärung auch an Ihren Arzt!

CROSSTAPE-KOMBINATION

- **1** 3E17, 3E21, Dü19, Gb2: Diese vier Punkte sind jeweils bei geöffnetem Mund am besten zu spüren: Dreifacher Erwärmer 17 (»Schutzschirm gegen Wind«) liegt unterhalb des Ohrläppchens. Dreifacher Erwärmer 21 (»Pforte des Ohres«) liegt in der kleinen Vertiefung an der Oberkante des kleinen Knorpelvorsprungs kurz vor dem Gehörgang. Dünndarm 19 (»Palast des Hörens«) liegt vor dem Ohr in der Vertiefung zwischen dem oben genannten Knorpel und dem Kiefergelenk. Gallenblase 2 (»Punkt des Hörens«) liegt in der Vertiefung oberhalb des Ohrläppchens.
- **2** Gb20: Der Punkt Gallenblase 20 (Fu Tshi, »Teich des Windes«) liegt an den Seiten der großen Halsmuskeln, unterhalb des Schädelansatzes.
- **3** 3E3: Der Punkt Dreifacher Erwärmer 3 (»Mittlere Insel«) ist besonders hilfreich bei Hörproblemen. Er liegt auf dem Handrücken, zwischen dem vierten und dem fünften Mittelhandknochen.
- **4** Le3: Der Punkt Leber 3 (Tai Tshu) liegt auf dem Fußrücken. Streichen Sie die Furche zwischen erstem und zweitem Mittelfußknochen nach oben, so spüren Sie im vorderen Fußdrittel eine Mulde. Man sagt, Le3 gebe dem Menschen Wurzeln und Halt unter den Füßen.

ERGÄNZUNG: HWS-TAPE

Ein Tinnitus kann auf reflektorischem Weg auch von Verspannungen und Blockaden im Bereich der Halswirbelsäule ausgelöst werden, umgekehrt können die Ohrgeräusche für Verspannungen in diesem Bereich sorgen. Legen Sie gegebenenfalls zusätzlich das Tape für die Halswirbelsäule an. Sie sehen das Tape, wenn Sie eine Seite zurückblättern. Alles zur Wirkung und dem genauen Anlegen des HWS-Tape lesen Sie auf Seite 70.

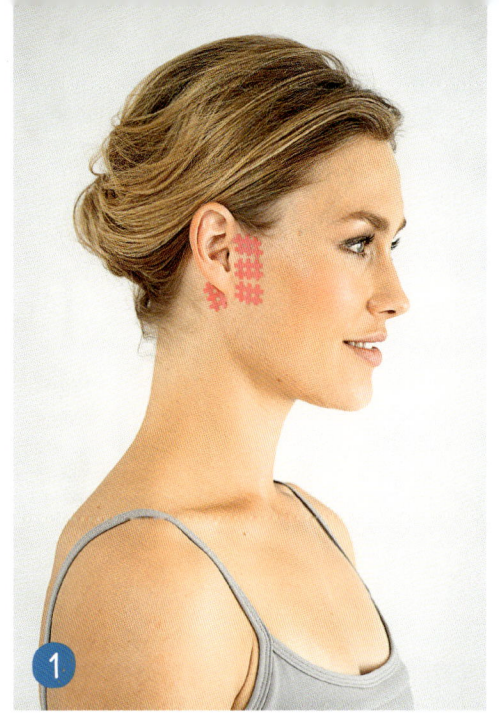

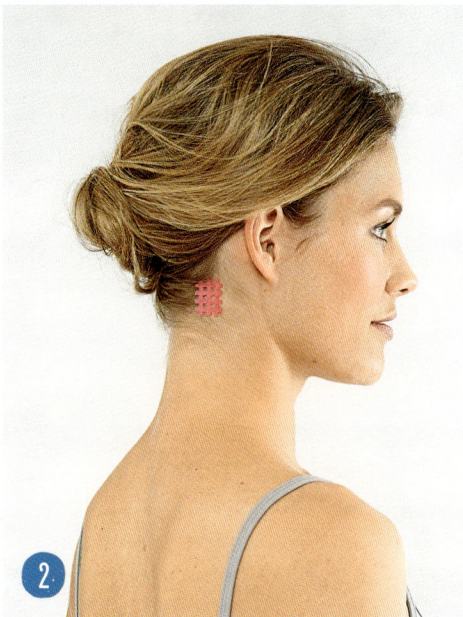

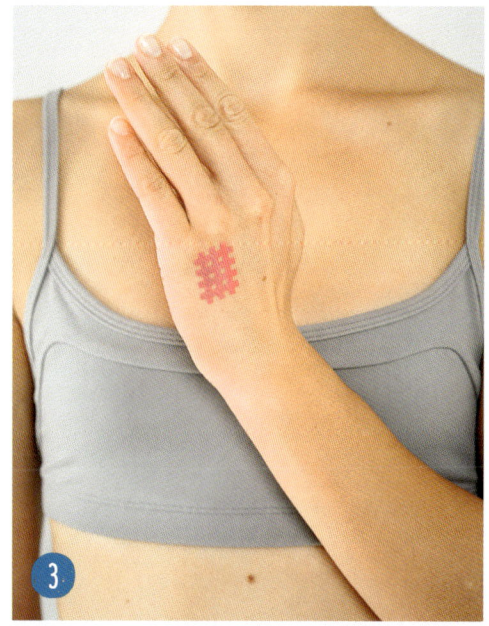

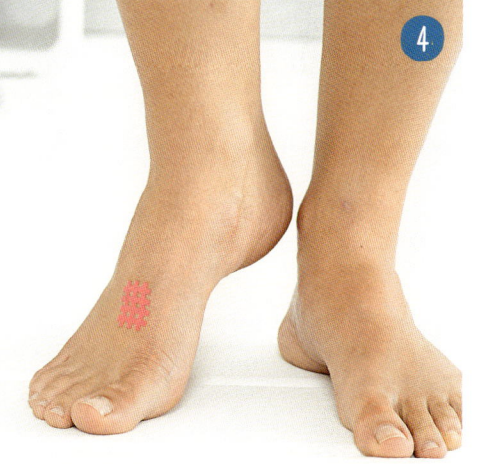

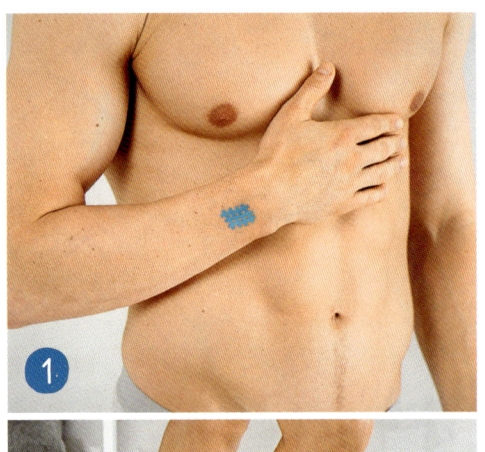

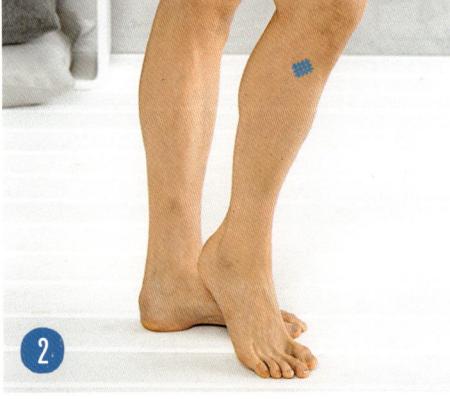

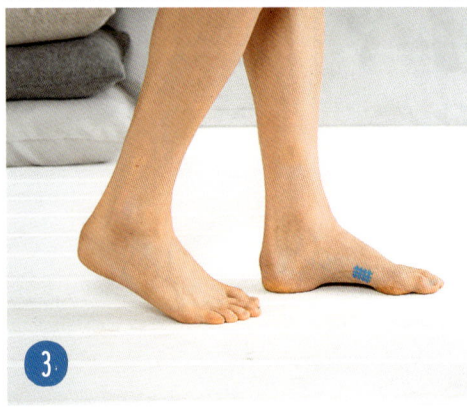

Verdauungsbeschwerden

Schmerzen, Krämpfe oder eine unregelmäßige Verdauung können vielerlei Ursachen haben. Daher sollten Sie vor Beginn des Tapens Ihre Beschwerden in jeden Fall von einem Arzt abklären lassen. Meist ist eine Behandlung mit Hausmitteln beziehungsweise über die Ernährung sehr gut möglich. Als Erfolg versprechende unterstützende Maßnahme können Sie in jedem Fall die hier gezeigte Kombination von Gittertapes anwenden. Im Bauchraum befindet sich ein ausgesprochen dichtes Nervengeflecht, das über die Behandlung der entsprechenden Akupunkturpunkte ausgesprochen positiv beeinflusst werden kann.

CROSSTAPE-KOMBINATION

- ① 3E5: Der Punkt Dreifacher Erwärmer 5 (»Äußeres Passtor«) liegt mittig auf der Außenseite des Unterarms, zwei Fingerbreit über der Handgelenksfalte.
- ② Ma36: Der Punkt Magen 36 (Ashi San Ri, »Drei Meilen«) liegt außen am Kniegelenk: Wenn Sie an der äußeren Schienbeinkante nach oben streichen, spüren Sie kurz unter dem Kniegelenk eine Erhöhung. Der Punkt liegt ein Fingerbreit seitlich davon.
- ③ Mi4: Der Punkt Milz 4 (»Engel des Herzogs«) liegt an der Innenkante des Fußes, etwa ein Fingerbreit hinter dem Grundgelenk der großen Zehe.

KINESIOLOGISCHES BASISTAPE: MAGEN-DARM-TAPE

Reizungen des Magens wie auch Magenge-schwüre werden oft von einem Bakterium namens Helicobacter pylori verursacht. Auch Blockierungen der Brustwirbelsäule können Druck im Magenbereich auslösen. Das Tape entlastet den verkrampften Bereich und regt Heilungsprozesse an.

Unterstützt die Crosstapes bei:

- Magen-Darm-Beschwerden
- Spannung und Krämpfe im Magen-/ Darmbereich

Was sonst noch hilft:

- eine ausgewogene, gesunde Ernährung mit viel frischen Lebensmitteln, viel selbst Zubereitetem, aber wenig Zucker, Fastfood, Fertiggerichten und tierischen Fetten
- warme Bauchwickel
- genügend Flüssigkeit
- bei trägem Darm: Bewegung

Das Anlegen:

- Sie benötigen ein langes I-Tape.
- Sie liegen auf dem Rücken, die Arme idealerweise nach hinten ausgestreckt.
- ④ Starten Sie an der rechten Seite, auf der Innenseite des Beckens. Die Basis wird ohne Spannung geklebt.
- ⑤ Unter Zug wird jetzt das Tape bis zum unteren Rand der Rippen noch oben geführt, dann quer nach links bis zum linken unteren Rippenrand, anschließend nach unten bis zur linken Innenseite des Beckens.

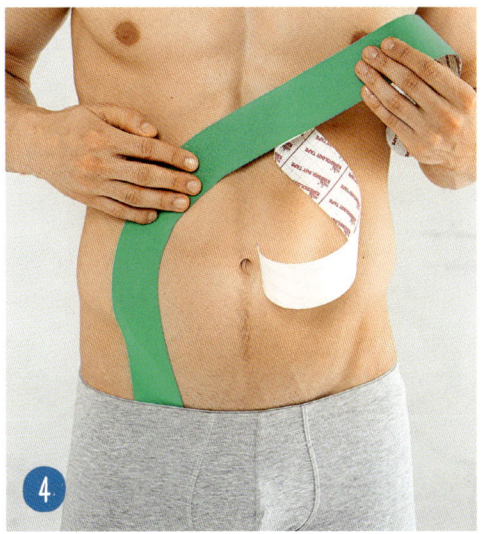

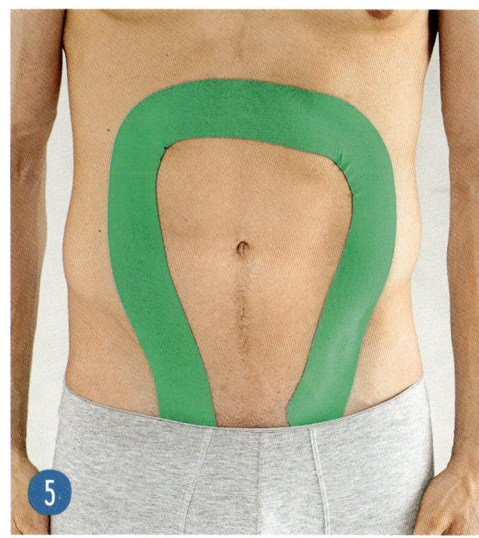

ERGÄNZUNG 1: TAPE FÜR DIE GERADEN BAUCHMUSKELN

Bei Durchfallerscheinungen, die nicht bakterieller oder viraler Art sind, kann eine reflektorische Überreizung des Darmes durch eine stark angespannte Bauchmuskulatur der Auslöser sein. Die beiden hier gezeigten Tapes für die Bauchmuskeln regulieren die Muskelspannung und helfen dabei, den Darm zu besänftigen.

Hilft bei:

- akuten Bauchschmerzen und akutem Durchfall
- Inkontinenz

Was sonst noch hilft:

- Kräuterteemischungen mit Fenchel (krampflösend), Salbei (beruhigend) und Anis (entblähend)
- regelmäßige Mahlzeiten
- homöopathische Globuli Arnica D6

Das Anlegen:

- Sie benötigen zwei I-Tapes.
- Setzen Sie sich auf das Bett oder auf eine Liege, und neigen Sie den Oberkörper gerade aufgerichtet etwas nach hinten, wobei Sie sich mit beiden Armen nach hinten abstützen.
- ❶ Geklebt werden beide Tapes links und rechts vom Bauchnabel. Ihren Anfang haben sie idealerweise im Leistenbereich (sie können aber auch erst oberhalb der Schamhaargrenze geklebt werden) und ziehen dann bis zum unteren Rand der letzten Rippen.

ERGÄNZUNG 2: TAPE FÜR DIE SCHRÄGEN BAUCHMUSKELN

Hilft bei:

- akuten Bauchschmerzen und akutem Durchfall zusammen mit Ergänzung 1.

Das Anlegen:

- Sie benötigen zwei I-Tapes.
- Setzen Sie sich aufs Bett oder auf eine Liege, neigen Sie Ihren Oberkörper aufgerichtet nach hinten und stützen sich ab. Drehen Sie nun die Schulter der zu tapenden Seite nach hinten.
- Das erste Tape kleben Sie seitlich am Rand des untersten Rippenbogens bis in den Leistenbereich.
- ❷ Das zweite Tape beginnt dort, wo das erste aufgehört hat, an der gegenüberliegenden Leiste, und zieht wiederum schräg bis zum Winkel zwischen letzter unterer Rippe und Brustbein.

ERGÄNZUNG 3: LWS-TAPE

❸ Das Tape für die Lendenwirbelsäule ist auf reflektorischem Wege bei allen Beschwerden im Verdauungsbereich ergänzend wirksam. Alles zur Wirkweise und der genauen Anwendung finden Sie auf Seite 62.

ERGÄNZUNG 4: HÜFTMUSKELTAPE

❹ Das Tape für die Hüftmuskeln ist auf reflektorischem Wege besonders bei chronischen Darmbeschwerden ergänzend wirksam. Alles zur Wirkweise und der genauen Anwendung finden Sie auf Seite 55.

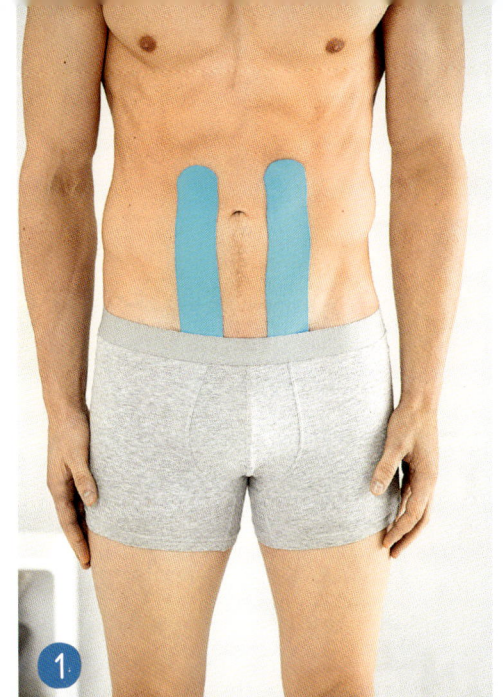

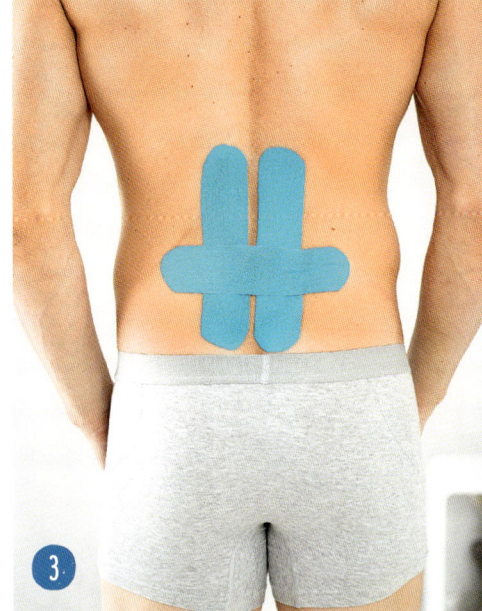

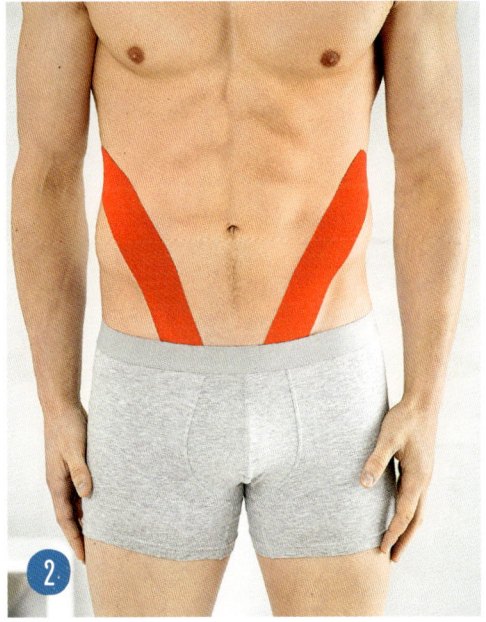

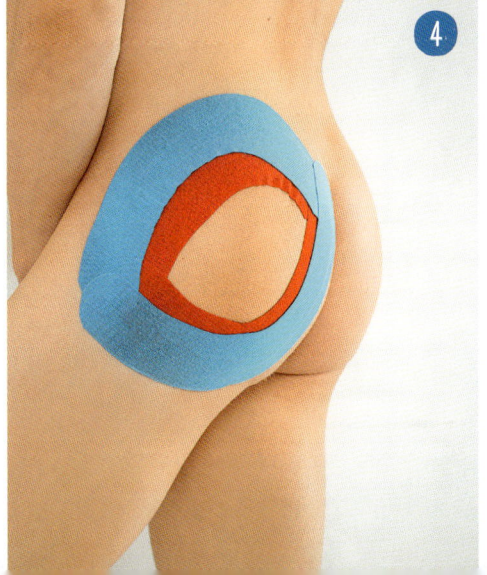

Bücher, die weiterhelfen

Carper, Jean:
Nahrung ist die beste Medizin
Ullstein

Clark, Joshua; Lauren, Mark:
Fit ohne Geräte. Trainieren mit dem eigenen Körpergewicht
Riva

Eder, Klaus; Mommsen, Hauke:
Richtig Tapen
Spitta

Gleditsch, Jochen M.:
Reflexzonen und Somatotopien
Urban & Fischer in Elsevier

Höfler, Heike:
Entspannungstraining für Kiefer, Nacken, Schultern
Trias

Holl, Maria:
Die Tinnitus-Atemtherapie
Schlütersche

Ilbeygui, Dr. med. Ramin:
Taping. Techniken, Wirkungen, Klinische Anwendung
Urban & Fischer in Elsevier

Mildt, Christina:
Praxis Akupressur
Haug

Platzer, Werner:
Taschenatlas Anatomie. 01 Bewegungsapparat
Thieme

Tempelhof, Siegbert:
Das neue Knietraining

von Au, Franziska:
Die Hausapotheke
Bassermann

Bücher aus dem GRÄFE UND UNZER VERLAG

Bimbi-Dresp, Michaela:
Pilates (Buch mit DVD)

Froböse, Ingo:
Das neue Rückentraining. Mit 5-Minuten-Programm

Froböse, Ingo:
Das neue Rücken-Akut-Training.

Grillparzer, Marion:
Simple Detox

Guth, Christian; Hickisch, Burkhard:
Grüne Smoothies

Hainbuch, Friedrich:
Progressive Muskelentspannung (Buch mit CD)

Hemm, Dagmar; Noll, Andreas:
Die Organuhr

Lang-Reeves, Irene:
Beckenboden-Training (Buch mit CD)

Schaenzler, Nicole; Koppenwallner, Dr. med. Christoph:
Leber und Galle reinigen und revitalisieren

Schutt, Karin:
Massagen

Siewert, Aruna M.:
Pflanzliche Antibiotika

Trökes, Anna:
Yoga für Rücken, Schulter und Nacken

Tschirner, Thorsten:
Fit mit dem Thera-Band

Wagner, Dr. Franz:
Akupressur

Wagner, Dr. Franz:
Reflexzonen-Massage

Wiesenauer, Markus:
Homöopathie-Quickfinder

Adressen, die weiterhelfen

Adressen des Autors

www.physiopraxis-gilching.de
www.sportosteopathie-muenchen.de
www.polli-med-gilching.de
• PolliMed Gilching
Pollingerstraße 11
82205 Gilching
• Musenbergstr. 25
81929 München

Hochwertige Tapestreifen
www.kttapeeurope.de

Auf der Website finden Sie auch Videos zum Tapen (nach Körperbereichen), Erfahrungsberichte und Sportveranstaltungen, bei denen das Team vor Ort ist.

www.strengthtape.de

Zusätzlich versorgen die vorgeschnittenen Tapes die Umgebung mit Mineralien.

Infos zur Osteopathie

www.osteokompass.de
Informationen rundum das Heilverfahren Osteopathie

Training

Qigong-Kurse in Ihrer Nähe

www.qigong-gesellschaft.de
www.qigonggesellschaft.at
www.qigongkurse.ch
Die alte chinesische Bewegungsform bringt den Körper und den Geist ins Gleichgewicht.

Yoga-Kurse in Ihrer Nähe

www.yoga.de
www.yoga.at
www.swissyoga.ch
Auch Yogaübungen (Asanas) sind hervorragend geeignet, um körperliche Dysbalancen auszugleichen und den Geist zu entspannen.

Dehnübungen für den ganzen Körper

www.runnersworld.de/training/dehnuebungen-fuer-laeufer-im-video.185500.htm
Alle wichtigen Dehnübungen, in einzeln anklickbaren Videos von Profis gezeigt.

Drinnen und zwischendurch trainieren

www.fidolino.com
Hier gibt es unter anderem Trainingsutensilien wie Schwungmassehanteln, Thera-Bänder oder das Mini-Trampolin.

Natürliches Heilen und gesunde Ernährung

Arbeitsgemeinschaft für klassische Akupunktur und TCM e. V.

Wisbacher Straße 1, 83435 Bad Reichenhall www.agtcm.de
Hier finden Sie viele Infos zu Akupunktur und Traditioneller Chinesischer Medizin sowie einen Therapeuten in Ihrer Nähe.

Naturheilkunde-Forum

www.heilpraktikermuenchen.de
Im Forum von Dr. Dagmar Hemm und Andreas Noll (siehe Buchtipp »Die Organuhr«) können Sie Fragen rund um Gesundheit und natürliches Heilen stellen.

Gesund Heilfasten

www.gesund-heilfasten.de
Viele hilfreiche Infos zum Thema Heilfasten von Heilpraktiker und Gesundheitspädagoge René Gräber

Anti-Schwindel-Training

www.apotheken-umschau.de
Suchwörter »Schwindel« und »Video«.

Sachregister

C

Cellulite s. Orangenhaut
Darmbeschwerden 55, 60 f.
Durchfall s. Verdauungsbe-
    schwerden

E/F

Entgiftung 95
Erbrechen 111, 116
Erkältung 96, 108
Erschöpfung 97
Fieber 108

H

Hämatom s. Bluterguss
Hautausschlag, juckender 98
Hautbeschwerden 99
Herzinfarkt 68

I/J

Inkontinenz 61, 92, 100
Juckreiz 98, 99

K

Kopfschmerzen 70, 72, 74,
    76, 95, 100 f., 106, 108
Krampfadern 102
Kreislaufbeschwerden 103,
    113

M/N

Magenbeschwerden 82, 104
Magengeschwür 117
Menstruationsbeschwerden
    62, 92, 106 f.

Migräne s. Kopfschmerzen
Müdigkeit 95, 108
Nasennebenhöhlenentzün-
    dung 108

O/P

Ohrgeräusch s. Tinnitus
Orangenhaut 108 f.
Prostatabeschwerden s. Bla-
    senbeschwerden, Kleinbe-
    cken-Tape

R/S

Regelbeschwerden s. Menstru-
    ationsbeschwerden
Schlafstörungen 110
Schnarchen 110
Schnupfen 96, 108
Schwangerschaftserbrechen
    111
Schwindelgefühle 103, 112 f.,
    114
Sinusitis s. Nasennebenhöh-
    lenentzündung
Sodbrennen 104

T/U

Tinnitus 70, 114
Übelkeit 111, 116

V

Verdauungsbeschwerden
    60 f., 95, 116 ff.
Verstopfung s. Verdauungsbe-
    schwerden
Vertigo s. Schwindelgefühle
Zahnentzündungen 97

Register der kinesiologi-schen/elastischen Tapes

Die fett gedruckten Seiten-
zahlen verweisen auf die
Hauptanwendung und genaue
Anleitung für das Tape.

A

Achillessehnentape **46 f.**, 52
Blasentape **92**
Brustmuskeltape **68 f.**, 82
BWS-Tape **66**, 69, 72, 101,
    105

D/E

Daumengelenkstape **86**, 91
Ellbogenstreckertape **87**
Ellenbogengelenkbeuger-Tape
    84 f., 87

G/H

Grätenmuskeltape **77**
Handbeugertape **84**
Hüftbeugemuskeltape **56**
Hüftgelenkstape **54**, 59
Hüftmuskeltape **55**, 59, 118
Hüfttape **52**
HWS-Tape **70 f.**, 80, 85, 86,
    87, 101, 105, 113, 114

I/K

Ischias-Nervenanlage **58 f.**,
Kapuzenmuskeltape 72, **76**
Kleinbeckentape **107**
Kniebeugertape **56 f.**, 93
Knietape **50**

Impressum

© 2014 GRÄFE UND UNZER VERLAG, München

Projektleitung:
Barbara Fellenberg
Lektorat: Barbara Kohl
Bildredaktion: Henrike Schechter
Layout: independent Medien-Design, Horst Moser, München
Herstellung:
Martina Koralewska
Satz: griesbeckdesign, München
Reproduktion: Repro Ludwig, Zell am See
Druck und Bindung: Schreckhase, Spangenberg
Printed in Germany

ISBN 978-3-8338-3599-5

5. Auflage 2015

Die GU-Homepage finden Sie unter www.gu.de

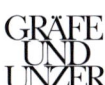

Ein Unternehmen der
GANSKE VERLAGSGRUPPE

Bildnachweis

Fotoproduktion (Cover und Innenteil): Astrid Obert, München
Für die Unterstützung bei der Fotoproduktion danken wir www.novidion.de

Weitere Fotos: doc-stock: S. 37; dpa/picture alliance, Stare Jablonki, Beach Volleyball World Championships: S. 6; dpa/picture alliance, Uladzimir Kazlou of Belarus wears Kinesiology tapes: S. 8; f1 online: S. 9, 11; fotolia: S. 18; Getty images: S. 19

Illustration: Frank Geisler: S. 16; Getty images: S. 35; Claudia Lieb: S. 38

Syndication:
www.jalag-syndication.de

Wichtiger Hinweis

Die Gedanken, Methoden und Anregungen in diesem Buch stellen die Meinung bzw. Erfahrung des Verfassers dar. Sie wurden vom Autor nach bestem Wissen erstellt und mit größtmöglicher Sorgfalt geprüft. Sie bieten jedoch keinen Ersatz für persönlichen kompetenten medizinischen Rat. Jede Leserin, jeder Leser ist für das eigene Tun und Lassen auch weiterhin selbst verantwortlich. Weder Autor noch Verlag können für eventuelle Nachteile oder Schäden, die aus den im Buch gegebenen praktischen Hinweisen resultieren, eine Haftung übernehmen.

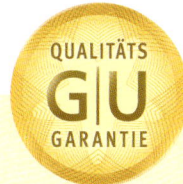

QUALITÄTS GU GARANTIE

Liebe Leserin, lieber Leser,

haben wir Ihre Erwartungen erfüllt? Sind Sie mit diesem Buch zufrieden? Haben Sie weitere Fragen zu diesem Thema? Wir freuen uns auf Ihre Rückmeldung, auf Lob, Kritik und Anregungen, damit wir für Sie immer besser werden können.

GRÄFE UND UNZER Verlag
Leserservice
Postfach 86 03 13
81630 München
E-Mail:
leserservice@graefe-und-unzer.de

Telefon: 00800 / 72 37 33 33*
Telefax: 00800 / 50 12 05 44*
Mo–Do: 8.00–18.00 Uhr
Fr: 8.00–16.00 Uhr
(* gebührenfrei in D, A, CH)

Ihr GRÄFE UND UNZER Verlag
Der erste Ratgeberverlag – seit 1722.

Umwelthinweis

Dieses Buch wurde auf PEFC-zertifiziertem Papier aus nachhaltiger Waldwirtschaft gedruckt.

Gedruckt auf Galaxi Supermat, exklusiv bei der Papier Union.

www.facebook.com/gu.verlag

EINFACH GESÜNDER LEBEN

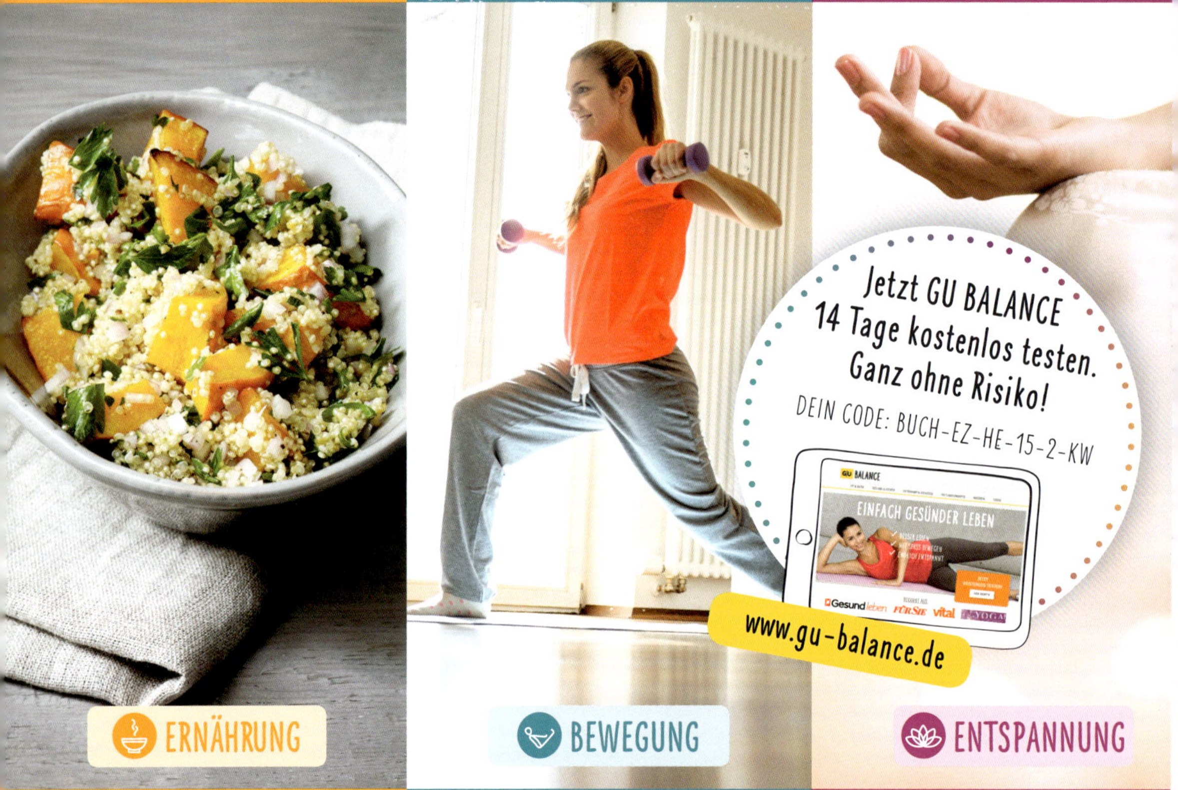

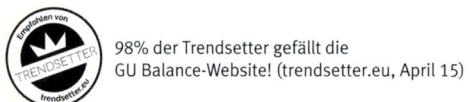
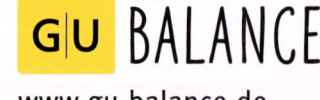